岐轩医学丛书·第二辑

岐轩气解伤寒

——从『气一元论』角度重识中医

主　编　王君济

中国中医药出版社
·北京·

图书在版编目（CIP）数据

岐轩气解伤寒 / 王君济主编 . —北京：中国中医药出版社，2015.10

（岐轩医学丛书 . 第 2 辑）

ISBN 978-7-5132-2745-2

Ⅰ . ①岐…　Ⅱ . ①王…　Ⅲ . ①《伤寒论》—气学—研究

Ⅳ . ① R222.29　② R221

中国版本图书馆 CIP 数据核字（2015）第 208518 号

中 国 中 医 药 出 版 社 出 版

北京市朝阳区北三环东路 28 号易亨大厦 16 层

邮政编码　100013

传真　010 64405750

三河鑫金马印刷有限公司印刷

各地新华书店经销

*

开本 880×1230　1/32　印张 6.75　字数 154 千字

2015 年 10 月第 1 版　2015 年 10 月第 1 次印刷

书号　ISBN 978-7-5132-2745-2

*

定价　25.00 元

网址　www.cptcm.com

内容简介

  《岐轩气解伤寒》是在"气一元论"的视角下，遵循"守一元而法阴阳"的基本原则，运用"一气分阴阳、化三才而落实于六气"的一体化思辨模式，结合亲身尝服中药及运用方药的临床实践，重新解读《伤寒论》中的理、法、方、药体系，复原医圣仲景著《伤寒论》的本意。本书从天、地、人三才的角度分别对应于人体，落实传统中医，"以人为本"地去感悟伤寒，感悟中医！

自　序

恩师张润杰先生于 2013 年 10 月～ 2014 年 4 月带领岐轩学员在曦黄园闭关学习 6 个月，两次系统地讲解了《伤寒论》。余在学习中有所思悟，一些困惑亦豁然开朗，始明历代医家注解《伤寒论》角度之不同。吾思此次之学习对初学《伤寒论》者有一定的借鉴作用，故经恩师准许后整理出版，以供大家学习参考，若有不足之处，望请各位同仁提出宝贵意见。

《伤寒论》一书作为一个整体，以阴阳为分类贯穿始终，以三才为统摄落实于人体，以六气为一气彰显人体气化。盖言于天地者必验之于人，言于人者必效法于天地，六气之变化统分为三阴三阳，以天、地、人三才的角度各分之而应于人体。故《伤寒论》实包含了一气分阴阳化三才而落实于六气的一体化思辨模式。

方证为学习《伤寒论》的一条捷径，但若不能穷究其理，必让中医的精髓不显，医道必衰，故当先明理法。明理法后当仔细研习中药，以明药性。而方由药物加减组成，故熟悉药物的功效是组成一个有效方剂的前提，通过口尝、心感、验脉体会药物的升降浮沉则是学习药物的一条捷径。故，明理法、明药性，才可明医圣之意。

　　医为大道，术有万千，术中有道，道中有术，道术相合方见医之真谛，与大家共勉。

王君济

2015 年 8 月 1 日

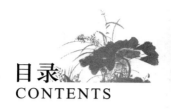

目录
CONTENTS

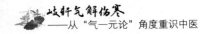

中药篇

引　言

◐为什么用"一元之气"解读《伤寒论》

　　谈及《伤寒论》，不得不说一下对三阴三阳的认识。从古到今，对于《伤寒论》三阴三阳辨证（后世俗称"六经辨证"，我们在此将其称为"三阴三阳辨证"）的研究，众医家从不同的角度与层次对其进行了阐述。有以经络立论的，有以脏腑阐释的，有以气化解释的，有以区域分野研究的，有以病因阐述的，有以疾病类型论述的，有认为"重在辨表里，不必拘经腑"的，也有持六经辨证包括八纲辨证观点的，更有把辨病辨证相结合作为《伤寒论》的辨证思想的，等等，历代医家的阐发均对《伤寒论》的传承做出了巨大贡献。对于《伤寒论》的三阴三阳理论，相信很多医生都研读过众医家对《伤寒论》的注解，然而却发现众医家对《伤寒论》的理解都不一样，很多医生心里都会产生困惑。在这众说纷纭的解读声中该如何分辨？该从哪个角度入手解读《伤寒论》？如何认识三阴三阳的辨证体系？如何参透医圣仲景著书立说之本意？并不是拿着《伤寒论》中的方子，根据病名和症状就给人治病那么简单，仲景能被后人称之为"医圣"，必然有其背后的道理，这是值得我们学习中医的人深思的问题。

　　观古圣先贤著书的立意之本，皆是站在"天人合一"的角度，以人为本，这也是《伤寒论》中医圣仲景的立意之本。当站在"气一元论"的高度上，以此立意来研究《伤寒论》时，它必然符合阴阳、五行、六气、八卦等。因此，我们要做的就是放下我执，与古圣先贤同呼吸共思维，从"气一元论"的高度来解读《伤寒论》，解读三阴三阳的辨证体系，解读医圣仲景的立意之本。

《内经》云："人禀天地之气生，四时之法成。"禀天地就是禀阴阳，禀四时就是禀六气，从"天人合一"整体观念的角度来讲，人和自然是一个有机的整体，天地之气交感从而化生成人的正常生命活动。所以，站在"天人合一"的高度讲"以人为本"，是以人正常的生理功能为本，其必然离不开气血在特定范围内的运动，即人体的气血在特定的空间内以正常的速度和频率做着正常的升降出入、交合聚散的运动。

谈及"病"，首先要知道"不病"是"病"的参照物，只有知道"平人之不病"，才能知道"病人之不平"。《内经》中论述的"不病"是指阴平阳秘的动态平衡状态，以平人脉象来论述。从《伤寒论》的序一直到陶弘景的《辅行诀五脏用药法要》，可知仲景先师是学儒出身，遵从儒家"致中和""以人为本"的文化思想。由此也可以间接地证明，医圣仲景在著书之时，是以"中和""平人"为参照物分病与不病的；并从人的角度，以气血虚实分阴阳；以内外为分部，以统摄左右上下而分六经，按照部位的浅深确定了排布的规律，以应地气；以欲解时体现气血在何时、何地最旺盛，以应天气，最终实现"天人合一"。

只有用"一元之气"来解读《伤寒论》，才能参透《伤寒论》的本意——站在"天人合一"的角度解读"以人为本""平人脉象"。

☯对平人脉象的阐释

平人脉象是什么，这个参照物怎么确定？该从哪个角度去观察？实践表明，辨别平人的关键是以脉为凭。参照《岐轩脉法》中古人对平人脉象的阐释："天地者，一大太极也，人身者，一小太极也，天下万物亦各具太极之理。太极者，阴阳相抱而不离也。阴非其阴，盖阴中有阳；阳非其阳，盖阳中有阴。阴得阳和，阳得阴收。故《素问·生气通天论》云'阴平阳秘，精神乃治，阴阳离决，精气乃绝'。"是故，平人之脉象亦必合于阴平阳秘之旨、太极混元之理。阴阳于脉，浮为阳，沉为阴，平衡则不浮不沉，居于中，即所谓"脉从中直过也"；上为阳，下为阴（上下即寸尺也），阴平阳秘则上下脉大小、浮沉、长短、来去无偏也；左为阳，右为阴，阴阳调和则左右齐等也。

《灵枢·终始》曰："所谓平人者不病，不病者，脉口人迎应四时也，上下相应而俱往来也，六经之脉不结动也，本末之寒温相守司也，形肉血气必相称也，是谓平人。"

《灵枢·禁服》曰："寸口主中，人迎主外，两者相应，俱往俱来，若引绳大小齐等，春夏人迎微大，秋冬寸口微大，如是者名曰平人。"

《素问·生气通天论》曰："夫自古通天者，生之本，本于阴阳。天地之间，六合之内，其气九州，九窍、五脏、十二节，皆通乎天气。""是以圣人陈阴阳，筋脉和同，骨髓坚固，气血皆从。如是则内外调和，邪不能害，耳目聪明，气立如故。""凡阴阳之要，阳密乃固，两者不和，若春无秋，若冬无夏，因而和之，是谓圣度。故阳强不能密，阴气乃绝；阴平阳秘，精神乃治；阴阳离决，精气乃绝。"

《伤寒论》曰："脉病欲知愈未愈者，何以别之？答曰：寸口、关上、尺中三处，大小、浮沉、迟数同等，虽有寒热不解者，此脉阴阳为和平，虽剧当愈。""阳脉浮大而濡，阴脉浮大而濡，阴脉与阳脉同等者，名曰缓也。"

《岐轩脉法》曰："阳性刚，阴性柔，阴阳和合，刚柔相济，脉亦如之，故似有力似无力也。脉之至为阳，当有力，阳中有阴，故不失其柔；脉之止也，为阴，像地，故脉软柔，然阴中有阳，故亦不失为有力。""故悟得太极即平人之理，则平人之脉象亦知矣。"

综上所述，"平人脉象"不仅仅是一种脉象，还是一种规律，是人存活于世间的大"道"。人体是一个多层次、多角度的阴阳共同体，平人脉象可以通过不同层次的阴阳去体悟，但这也只是无限地接近，并非本质。《内经》云："阴阳者，数之可十，推之可百，数之可千，数之可万，万之大不可胜数，然其要一也。"故诊脉之窍乃"辨阴阳第一，阴阳互比第二"足矣，不必执着于难以把握和统一的脉象"意会"之中。

在临床诊脉治病的过程之中，如何把握住这个"一"和"平人脉象"，并将其落实在"阴阳互比"之中？作为医生，如何能清楚明白地处方用药？上述文字，已经道出其精髓，但仍需用心去体悟、亲自实践去证悟，方可明其真谛。在此，只点睛一笔，希望能在前进的道路上，为大家指出一条更简捷、没有陷阱的路。

体悟了平人脉象以后就会发现，中医的逐渐没落，归根结底其实是没有一个标准。首先，医生自己心里没有一个正常人的标准。曾经问过一些业内人士一个问题，"正常的人是什么样的？"很多中医医生都回答不出来。这说明，很多中医医生对"正常人"这个概念非常模糊。这些医生中有些还是看病的高手，但是却不清楚中医讲的"平人"是什么样的。其次，患者看不到一个明确的标准。现代医学之所以被大多数人认可，是因为患者能够看见一个明确的标准。比如一张化验单中，指标是多少，属于正常或异常都十分明了。绝大多数患者对于这样直观的、可视的东西十分信任。相对于中医，除非患者对医生足够的信任，否则，他们更愿意相信化验单上数字的评判。

所以，中医诊脉治病需要一个符合传统中医的理论框架，符合传统中医的世界观和方法论（"气一元论"和阴阳五行学说）的标准。当然西医的标准也非常的客观，我们可以参照，因为那也是人体功能的体现，只不过二者的角度不同而已。

中医的诊疗标准就是"平人脉象"，它代表正常人的生命状态，即阴平阳秘的动态平衡。这里涉及 3 个方面：气血的活动空间（器），气血本身的状态（体），气血升降出入、交合聚散的运动（用）。人体正常的生理功能无外乎是正常的气血在特定的空间内做着正常的升降出入、交合聚散的运动，这个在后面会有详细论述。病人只有与正常人对比，才知道什么是病，当心中有"平人脉象"这个金标准时，整个诊疗过程才会实现脉、证、症相合，清晰明了，疗效显著。"平人脉象"不仅是诊断的参照物、金标准，同时也是疗效的量尺和治疗的期望目标，所以对平人脉象，对正常人气机运转过程的认识、理解和把握至关重要。正常的脉象只有一种，不正常的却有千千万万，只有建立了"平人脉象"，才能够有的放矢，破除"万象"，知道并时刻践行"让身体朝着平人脉象方向发展"这一基本认知。在这个认知观念的指导下，可以采取多种多样的治疗方式，如药（汤药、丸药、膏方）、针（毫针、刃针、针刀）、手法（点、按、压、揉）、艾灸、拔罐、刮痧、放血等，具体选择取决于哪个更合适、更快速。术有万千，随病而设，道只有一也，不可执着于术，心中无疾，心中无术，见病而术生，心中只存平人。

综上所述，"平人脉象"是金标准、量尺。要通过平人脉象，真真正正地从多层次、多角度去理解人体气血循行到底是一种什么样的状态。因此，人要按照自然规律进行正常的生活，落实在人体之中，就要知道正常人气血循行的状态。

☯关于方证的深入思考

从"天地人合一"的角度，用"一元之气"解读《伤寒论》，解读"以人为本""平人脉象"。有了平人，才有"病人"，有了"病人"，才有病、脉、证、治，才出现方证，那么该怎样理解方证？是不是方和证对应上就可以了呢？现在很多医生将精力和时间用于方证相对应的研究，虽然取得了很大的成绩，但是也产生了许多疑问。或许我们可以换一个角度来理解和看待方证的关系。

要理解方证，就要剖析和理解方与证的概念，方与证的关联，以及它们之间是如何匹配的。方，由药物的加减组成，药物作用在人体上，对应人体气血的体、用及循行部位；证，是对人体气血运转态势的综合概括。二者的共通点在于人体气血的运转状态和机制，所以我们应该站在人体气血本身的状态（体）及气机升降出入的角度（用）去看待药物对气血体、用的影响。任何人都应该遵循这种方式。

如果要达到方证的统一，就要从三个方面来考虑：

（1）气血活动空间的状态（通路状态）；

（2）气血体的状态（本身的状态）；

（3）气血用的状态（升降出入、交合聚散的态势）。

这里涉及正气与邪气的关系问题。正常情况下，气血在一个特定的空间内进行升降出入、交合聚散的运动。一旦气血在特定空间内的升降出入运动发生了异常，就要考虑是什么原因导致的异常，是外边致病的邪气，还是人体气血本身的问题，又或是通路的原因？判定的关键就在于在整体的基础上如何看待正气与邪气之间的关系。如果是人体气血本身的问题，就要分虚实；如果是邪气的原因，就要知道其性质是气、血、痰、火、湿、食、郁、寒的哪一种；如果是通路的问题，那就要知道问题在哪里，同样，气血的虚实和邪气侵袭也要有具体的病位落点。这些在《伤寒论》里都有明确的表达。所以说，对方证的深入思考是非常重要的。我们首先要知道是怎么得的病，然后才能知道如何祛病，这样才能深入理解《伤寒论》的内蕴。

用中医的思维模式学习、实践《伤寒论》

用什么样的思维学习、理解《伤寒论》是一个非常关键的问题。要解决这个问题，就得效仿祖先的智慧，参悟先人是用怎样的思维模式来学习、感悟和践行中医的。

应参看《内经》及其他书籍中的相关内容，学习总结古圣先贤观天地、自然、人体及中医的智慧和思维，知所先后，则近道矣。

《素问·阴阳应象大论》曰:"阴阳者,天地之道也,万物之纲纪,变化之父母,生杀之本始,神明之府也。治病必求于本。"

《素问·阴阳离合论》曰:"黄帝问曰:余闻天为阳,地为阴,日为阳,月为阴,大小月三百六十日成一岁,人亦应之。今三阴三阳,不应阴阳,其故何也?岐伯对曰:阴阳者,数之可十,推之可百;数之可千,推之可万;万之大,不可胜数,然其要一也。"

阴阳是天地的规律,是一切事物的纲纪,万物变化的起源,神明变化的法则,生长壮老已的根本,大道藏于其中。凡医治疾病必求得病情变化的根本,其道理也不外乎阴阳。

一元之气,动则分阴阳,阴阳相感相应化生万物。天地万物,皆要遵循阴阳的法则,故无论是天、地,还是人,都要遵循世间的公理和规律。诊脉治病也必法于"气一元论""阴阳"之理。

《素问·六微旨大论》曰:"帝曰:愿闻其用也。岐伯曰:言天者求之本,言地者求之位,言人者求之气交。帝曰:何谓气交?岐伯曰:上下之位,气交之中,人之居也。故曰:天枢之上,天气主之;天枢之下,地气主之;气交之分,人气从之,万物由之。此之谓也。"

《道德经》曰:"道生一,一生二,二生三,三生万物。"

古人认为,言于天地者,必验之于人;言于人者,必效法于天地。因此,研究人的时候要将阴阳的规律落实在人的身上,研究人的时候一定是从"三"下手。用"守一元而法阴阳"的规律来解读"三","三"包括了天、地、人合一,亦包括了形、气、神合一,"三"各有阴阳,故为"三阴三阳"。我们在临证时,关键是心中要明白自己所站的层次和角度是什么，要分清是从天道看人，还是从地道看人，还是从人道本身所看，切不可将多层次、多角度混到一起去谈同一个问题，否则只会把简单的事情复杂化，从而深陷其中，难以自拔。

　　看待问题的立足点和方向十分重要。如果走在错误的路上，是不可能达到目标的，在错误的路上走得越快、越努力，就有可能离目标越远，因此，走在正确的路上非常关键。在学习中医的路上，在学习伤寒、实践伤寒的路上，"守一元而法阴阳""辨阴阳第一，阴阳互比第二"的思维模式就是决定中医人在中医路上能走多远、能走多快的关键性因素。因此，要运用正确的世界观和方法论（"气一元论"和"阴阳之理"），根于一元，法于阴阳，从天、地、人道来分析天地之间的万事万物。

岐轩气解伤寒

从「气」「一元论」角度重识中医

原理篇

☯一元之气的概念

"气一元论"认为，气是存在于宇宙中运行不息且无形可见的最细微的存在，是构成宇宙万物的本原或本体；它充塞于宇宙万物之间，与宇宙万物相互渗透，成为万物相互联系的中介，使万物相互感应协调而构成一个整体。气自身的运动变化，又推动着宇宙万物的发生、发展和变化，即成、住、坏、空或生、长、壮、老、已。从现代哲学角度可理解为气是占空间、能运动的客观存在。

《道德经》曰："道生一，一生二，二生三，三生万物，万物负阴而抱阳，冲气以为和。""一元之气"包含阴阳，能化三才而生万物。一元之气动则为阳，静则为阴，"阳化气，阴成形，故积阳为天，积阴为地，天地交泰而万物化生"，故宇宙间万事万物无不是一元之气遵循着阴阳法则来发生变化的。《素问·宝命全形论》曰："天覆地载，万物悉备，莫贵于人。人以天地之气生，四时之法成……夫人生于地，悬命于天，天地合气，命之曰人。人能应四时者，天地为之父母；知万物者，谓之天子。"人禀天地之气而生，要遵循气机的运化规律，遵循这种"阳化气、阴成形"的规律。

"一元之气"为一个整体，整体之中又分为相对独立的多层次、多角度的阴阳状态，从而形成了多层次、多角度的阴阳共同体。故"守一元、法阴阳"就是中医的精髓。

☯阴阳的概念

阴阳理论是我国古代哲人用来认识自然，合于自然，受益于自然的重要方法论。

"一元之气"，动则为阳，静则为阴，阳化气，阴成形，故积阳为天，积阴为地，天地交泰而万物化生。宇宙间万事万物无不是"一元之气"遵循着阴阳法则来化生变化的，故不要把阴阳理解成具体的某事某物。《灵枢·阴阳系日月》中说："且夫阴阳者，有名而无形。"《易经》曰："一阴一阳之谓道。"《素问·阴阳应象大论》曰："阴阳者，天地之道也，万物之纲纪，变化之父母，生杀之本始，神明之府也。"《道德经》云："万物负阴而抱阳，冲气以为和。"所有的这些描述都把阴阳当作一种规律、一种法则去认识。这种认识在运用阴阳解决实际问题时，就显得更加实用。

知道了阴阳是天地万物所要遵循的规律和法则，还要清楚一点，即阴阳就是一元。在"阳化气，阴成形"的过程中，阴阳表达了"一"的两个基本状态，阴阳是一，不是二。也就是说，阴阳如果能分开，就不叫阴阳了，一元的本身就是阴阳。

那么，阴阳之理落实在人体之中，正如《内经》所言："阴阳者，数之可十，推之可百，数之可千，推之可万，万之大，不可胜数，然其要一也。"人体是相对独立、多层次、多角度的阴阳共同体，因此要多层次、多角度地去看待人体的问题，同时也要守住中，守住一，守住阴阳之本体，并法于阴阳地去分析问题、解决问题。故"守一元而法阴阳"就是中医的精髓。

☯用"气"解读伤寒的必要性

"一元之气",是以阴阳的形式表现的,动则为阳,静则为阴。《内经》中提到,"阳化气,阴成形,积阳为天,积阴为地"。那是什么在"积阳为天,积阴为地"呢?又是什么在做着这种阴阳的聚散运动?

一元之气,"阳化气,阴成形""积阳为天,积阴为地",自此有了天地;有了天地之后,"天地交泰,万物化生",万物随着这个聚散过程化生而来,也就是"阴升阳降,交感和合"的过程。天地是聚散过程中一个大的阴阳层次,而万物化生是一个相对来讲小的阴阳层次,二者都是一气之聚散。人是万物之一,因此,也要遵循这种阴阳运化的规律而来。

气自身的运动变化,又推动着宇宙万物的发生发展与变化,即成、住、坏、空或生、长、壮、老、已,人亦在其中。《素问·宝命全形论》:"黄帝问曰:天覆地载,万物悉备,莫贵于人。人以天地之气生,四时之法成。岐伯曰:夫人生于地,悬命于天;天地合气,命之曰人。人能应四时者,天地为之父母;知万物者,谓之天子。"人居于万物之中,与天地共名三才,人之气化必法于天地自然。如《道德经》中所讲:"人法地,地法天,天法道,道法自然。"《灵枢·本神》曰:"天之在我者德也,地之在我者气也,德流气薄而生者也。"人禀天地之气而生,人要遵循气机的运化规律,要遵循这种"阳化气、阴成形"的规律。

气机的运动变化推动着人从生到长、到壮、到老、到已,我们的生活状态也随着这种气机的聚散过程在动。从一元之气的角度，把"阳化气、阴成形"的聚散过程剖析开，它一定会有一个具体的过程。阳化气，是一个相对完整的过程；阴成形，也是一个相对完整的过程，在自然界中，在生活中，在万事万物中，它都应该有所体现。一年四季，春生、夏长、秋收、冬藏是一个生、长、壮、老、已的过程。"人以天地之气生，四时之法成"，四时之法也是一个"阳化气、阴成形"的具体动态过程。这是站在天地气机运化的角度，去看人体合于自然的这种状态。

换个角度来说，我们站在人的角度，该如何去看待天地人的关系？《道德经》云："人法地，地法天，天法道，道法自然。"天地人三才，人在天地之间。天地是一对阴阳，对天的界定，是以地为参照物，地表以上都是天。每一个人都生活在天地之间，人和天地的关系紧密，须臾不可离。知道天地和人的这种关系，这个问题就好解决了。

《素问·六微旨大论》曰："升降息则气立孤危，出入废则神机化灭。故非出入，则无以生长壮老已；非升降，则无以生长化收藏。是以升降出入，无器不有。故器者生化之宇，器散则分之，生化息矣。故无不出入，无不升降，化有小大，期有近远，四者之有而贵常守，反常则灾害至矣。""人之生，气化不绝也"，气是生命之本，气是推动和调控人体生命活动的动力源泉。

人体遵循着这种"阳化气、阴成形"的气机运化规律，这种"阳化气、阴成形"的规律在我们的一生中就体现在"生、长、壮、老、已"这个过程中。再把它缩小一个层次，在人的身体中，这个生、长、壮、老、已的过程，每时每刻都在发生。小孩儿从生下来，一直到长大，这种运化过程，每时每刻都不能停息。这个不能停息的运化过程，有一个正常的状态。这个正常的状态就是一个人应该按照自然运化的规律进行正常的生活，人体之中的气血也要遵循着"阳化气、阴成形"的聚散规律，具体体现为气血在人体的这个"器"中进行着升降出入、交合聚散的运动，这是正常人基本功能的体现，只有这样才能称之为平人，体现于脉上称之为"平人脉象"。正常人的气血运行状态是一种规律，人体要想正常，就必须按着这样的运动规律来。古圣先贤立意均以此为目标，即所谓的"以平为期"。

人是天地交感所生，必然要符合气一元论、阴阳之理，解读《伤寒论》时，一定要站在"气一元论"的高度来考虑人体整体气机的阴阳变化。人体是相对独立、多层次、多角度的阴阳共同体。这告诉我们要多层次、多角度地去看待问题，而且同时要守住中，守住一，守住阴阳之本体，通过法于阴阳去多层次、多角度地分析问题、解决问题。因此，看待人体的时候，既要考虑人体本身的问题，也要考虑天气对人体的影响，还要考虑地气对人体的影响，人同时还与万物共同生活在天地之中，万物也会对人有相应的影响。

☯三阴三阳与经脉的关系

无论是《内经》中的三阴三阳，还是《伤寒论》中的三阴三阳辨证，三阴三阳理论在传习的过程之中，被后世之人简传为"六经"，而似乎一说"经"字，大家都会联想到经脉，有些医家也确实从经络学说的角度来阐释《伤寒论》的辨证体系。"少阴、厥阴、太阴、太阳、少阳、阳明"，这是大家所熟知的三阴三阳，但是它具体的来龙去脉却并不被大家熟知，这样使用起来就会思

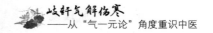

维混乱，不能运用自如。那么，三阴三阳到底是什么呢？三阴三阳理论和经脉之间到底有着怎样的区别和联系？

三阴三阳理论是阴阳学说的真正理论内涵与核心，是阴阳学说在临床辨证中的根本框架模型，是中医最根本的理论基础。三阴三阳和五行一样，是一种分类方法。古圣先贤通过"仰观天文，俯察地理，远取万物，近取诸身"的智慧，提炼、总结并掌握了这种方法，将自然界万事万物用阴阳二分法归类，然后再将阴阳之理运用到天地人上。故老子云："道生一，一生二，二生三，三生万物。""一"就是太极，"二"就是两仪阴阳，加上"中"就是三才，这就是三才之道，是万物化生最基本的模型，所以老子说"三生万物"。三才者，天、地、人，类阴、阳、中；天、地、人又各有阴阳，故为三阴三阳。言于天地者必验之于人，阴阳是一种规律，要落实在人体上才能体现价值。人以天地之气生，四时之法成，故必须要遵循天地气机之运化规律，即一气的"阳化气，阴成形"的表现状态。三阳为初生之少阳，旺盛之太阳，收敛之阳明；三阴为承载之太阴，转枢之少阴，聚极欲散之厥阴。

因此，阴阳之理，是万事万物的法则和规律；而经络是客观存在的，也要遵循阴阳之理。所以三阴三阳统摄经络体系，而经络体系并不等同于三阴三阳体系。

🌀 对三阴三阳的阐述

仲景先师在《伤寒论》的原序中说："撰用《素问》《九卷》《八十一难》《阴阳大论》《胎胪药录》，并平脉辨证，为《伤寒杂

18

病论》，合十六卷。"可见仲景先师著述时不可避免地受到了《内经》的影响。三阴三阳辨证作为《伤寒论》的重要学术成就，其病、脉、证、治即以三阴三阳为理论基础而划分。至今，很多医家都赞同三阴三阳的理论根源于《内经》。《内经》对人体三阴三阳的论述见于多个篇章，从人体分部、阴阳气血的多少及生理功用等方面做了不少阐述。我们看一下《内经》中是怎么阐述三阴三阳的。

"余闻天为阳，地为阴，日为阳，月为阴，大小月三百六十日成一岁，人亦应之。今三阴三阳，不应阴阳，其故何也？岐伯对曰：阴阳者，数之可十，推之可百，数之可千，推之可万，万之大不可胜数，然其要一也。天覆地载，万物方生，未出地者，命曰阴处，名曰阴中之阴；则出地者，命曰阴中之阳。阳予之正，阴为之主，故生因春，长因夏，收因秋，藏因冬，失常则天地四塞。阴阳之变，其在人者，亦数之可数。帝曰：愿闻三阴三阳之离合也。岐伯曰：圣人南面而立，前曰广明，后曰太冲，太冲之地，名曰少阴，少阴之上，名曰太阳，太阳根起于至阴，结于命门，名曰阴中之阳。中身而上，名曰广明，广明之下，名曰太阴，太阴之前，名曰阳明，阳明根起于厉兑，名曰阴中之阳。厥阴之表，名曰少阳，少阳根起于窍阴，名曰阴中之少阳。是故三阳之离合也，太阳为开，阳明为阖，少阳为枢。三经者，不得相失也，搏而勿浮，命曰一阳。帝曰：愿闻三阴。岐伯曰：外者为阳，内者为阴，然则中为阴，其冲在下，名曰太阴，太阴根起于隐白，名曰阴中之阴。太阴之后，名曰少阴，少阴根起于涌泉，名曰阴中之少阴。少阴之前，名曰厥阴，厥阴根起于大敦，阴之绝阳，名曰阴之绝阴。是故三阴之离合也，太阴为开，厥阴为阖，少阴为枢。三经者，不得相失也，搏而勿沉，名曰一阴。"

"夫人之常数，太阳常多血少气，少阳常少血多气，阳明常多气多血，少阴常少血多气，厥阴常多血少气，太阴常多气少血，此天之常数。足太阳与少阴为表里，少阳与厥阴为表里，阳明与太阴为表里，是为足阴阳也。手太阳与少阴为表里，少阳与心主为表里，阳明与太阴为表里，是为手之阴阳也。今知手足阴阳所苦，凡治病必先去其血，乃去其所苦，伺之所欲，然后泻有余，补不足。"

"厥阴司天，其化以风；少阴司天，其化以热；太阴司天，其化以湿；少阳司天，其化以火；阳明司天，其化以燥；太阳司天，其化以寒，以所临脏位，命其病者也……帝曰：善。愿闻阴阳之三也何谓？岐伯曰：气有多少，异用也。帝曰：阳明何谓也？岐伯曰：两阳合明也。帝曰：厥阴何也？岐伯曰：两阴交尽也。帝曰：气有多少，病有盛衰，治有缓急，方有大小，愿闻其约奈何？岐伯曰：气有高下，病有远近，证有中外，治有轻重，适其至所为故也……帝曰：幽明何如？岐伯曰：两阴交尽故曰幽，两阳合明故曰明。幽明之配，寒暑之异也。"

"愿闻地理之应六节气位何如？岐伯曰：显明之右，君火之位也；君火之右，退行一步，相火治之；复行一步，土气治之；复行一步，金气治之；复行一步，水气治之；复行一步，木气治之；复行一步，君火治之。"

把《内经》里关于三阴三阳的阐释，如上依次罗列，发现各种叙述并不相同，一会儿说"太阳之上，寒水主之，少阴之上，君火司之"，一会儿说"厥阴风木，初之气，少阴君火，二之气"，一会儿又说"阴阳之气各有多少，名曰三阴三阳"，使得许多学者没有理解清楚，最终好像看懂了，又好像没懂。同样，后代医家对三阴三阳的阐释也有很多种说法，有的说是六经，有的不承认六经。在《伤寒论》中三阴三阳是最基本的理论基础，学习《伤寒论》一定要弄清楚三阴三阳的概念，对三阴三阳的充分体悟是学习《伤寒论》的捷径。

研究这个问题，要带着疑问认真思考。如果三阴三阳的概念始终不能明确，就不能理解仲景先师的真实本意。

《伤寒论》里的三阴三阳理论源自于《内经》中的三阴三阳，那么，我们先看一下《内经》中对三阴三阳的运用。

"显明之右，君火之位也；君火之右，退行一步，相火治之；复行一步，土气治之；复行一步，金气治之；复行一步，水气治之；复行一步，木气治之；复行一步，君火治之"。本段是讲把一年的主气六步、推移时间按照"初之气、二之气、三之气、四之气、五之气、终之气"这个次序，对三阴三阳进行了排列，这在《内经》的五运六气里也曾提到。这是按天气变化来阐释的。

"阴阳之气各有多少，故曰三阴三阳"。这是按照气血盛衰的规律来阐释的，这里讲到三阴三阳和气血的盛衰有关系。

"圣人南面而立，前曰广明，后曰太冲，太冲之地，名曰少阴……三经者，不得相失也。搏而勿浮，命曰一阳"。这里的三阴三阳是按照人体经脉的排列顺序及功能来阐释的。

"两阳合明谓之阳明，两阴交尽谓之厥阴"。这是按照气在"阳化气，阴成形"的过程中阴阳转换的特点来阐释的。

《内经》中对三阴三阳的阐述，是从不同角度来说的。在《内经》中，阐述三阴三阳用到了五运六气、经络运行等内容；《伤寒论》的辨证也用到了三阴三阳。这么一个概念处处都体现出来了，可是若没彻底弄清它在说什么，在学习《伤寒论》和解读《伤寒论》的时候，就会出现障碍。仲景先师的三阴三阳不是经络，但里边又确凿地讲到与经络的关系。我们学习《伤寒论》的时候，能否把三阴三阳统一起来，能否把这个理论跟经络联系起来，是个核心的问题。仲景先师一定知道三阴三阳是统一的，因为他不可能拿一个不统一的东西充斥到《伤寒论》里，只是后世人没有参透理解其本意罢了。因此，解读《伤寒论》，不把三阴三阳思考清楚，就理解不了张仲景。

学习中医，要层层剥开，才能逐渐接触到核心问题，只有核心问题得到解决，对中医的认识才会越来越豁亮。方证是《伤寒论》的精华，但不是核心问题，只是仲景先师的用药经验，是其对药性的精准把握和认识，知道药物的升降浮沉，知道怎么组方用药才是一个非常高的水平。我们后学之人应该深入思考该在什么样的基础上总结出这样的精粹，那个基础才是中医的核心。单纯地将方证应用于临床也可以取得非常高的疗效，但离中医的核心，离《伤寒论》的核心还有一定距离。我们不能回避，要勇敢地面对问题、解决问题。

在中医学上，经络、六气、六纲辨证虽然共用了三阴三阳理论进行分类和理论指导，但是其赋予了各自的理论内涵和概念，以及在时序上各不相同，各自有严格的对应标准，不能彼此混淆。

那么，应该如何理解《内经》中对三阴三阳多层次的阐述呢？这时候，就要分清楚阴阳层次，分清楚古圣先贤是站在哪个角度，哪个层次说的这件事情，再与人体进行相应的匹配。下面，我们就用阴阳之理、天地人道来对《内经》《伤寒论》中的三阴三阳进行阐述。

☯ 从天地人的角度解读《内经》《伤寒论》对三阴三阳的阐释

阴阳的规律是天下万事万物所要遵循的规律和法则。那么，运用阴阳之理来看待天地万物的时候，就要通过"三"的方式来观察。正如《素问·六微旨大论》所说，"帝曰：愿闻其用也。岐伯曰：言天者求之本，言地者求之位，言人者求之气交。帝曰：何谓气交？岐伯曰：上下之位，气交之中，人之居也。故曰：天枢之上，天气主之；天枢之下，地气主之；气交之分，人气从之，万物由之。此之谓也"。

观察万事万物的时候，用的一定是"天地人三才观"（图1），即要用"三"的方法来观察，并遵循阴阳的规律。有了天地人之后，在研究"天"时，把"天"分阴阳；研究"地"时，把"地"分阴阳；研究"人"时，把"人"分阴阳。《内经》中在阐释三阴三阳的时候，是有不同的研究对象的。

《内经》解决问题的思路是广泛而清晰的，它看待事情和问题的时候并不是无所区别地用三阴三阳去对待。研究《内经》时，如果现在研究的是天道，要用天地人来解决；如果现在研究的是地道，也用天地人去解决；如果研究人道，还是用天地人去解决。但是如果把关于"天"的三阴三阳的研究，跟"地"的三阴三阳的研究和"人"的三阴三阳的研究，都等同于"一"，混淆在一起看待，自然就看不明白。因为学习的知识次第还差着一个环节，那就是"三而三之，三部九侯"，"三而三之为九野"，这就是《内经》里的知识次第，非常严谨。这种次第，《内经》在前面已经提出来了，所以到后面的论述就没有再做过多的解释，但在流传过程中，却渐渐地被人们忽视遗忘，丢失了精髓。然而，恰恰就是这种思维和次第，使《内经》成为一部蕴藏着丰富的象思维，同时逻辑性又非常强的中医学奠基之作！

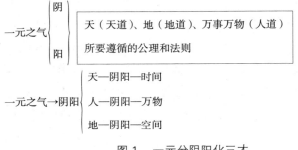

图1　一元分阴阳化三才

《内经》中云："阴阳者，天地之道也，万物之纲纪，变化之父母，生杀之本始，神明之府也。"又云："阴阳者，数之可十，推之可百，数之可千，推之可万，万之大，不可胜数，然其要一也。"一元之气，动则分阴阳，阴阳相感相应而化生万物，天地万物皆要遵循阴阳的法则，故无论是天、地，还是人，都要遵循世间的公理和规律，诊脉治病也必法于"气一元论"、阴阳之理。

仲景先师是如何将天地人道落实到病、脉、证、治之中呢？《伤寒论》的辨证体系又与"一元之气"和阴阳有着怎样的关系呢？

把《伤寒论》观为一个整体，发现其是一个以阴阳为总纲，以三阴、三阳为分部的"一元分阴阳化三才"的辨证思想体系。厥阴风木、少阴君火、少阳相火、太阴湿土、阳明燥金、太阳寒水，我们站在不同角度看的时候，它们排列的次序是不一样的。"阴阳者，数之可十，推之可百，数之可千，推之可万，万之大，不可胜数，然其要一也"。也就是说站在不同的角度，去认识不同层次阴阳的时候，千万不能把不同层次下的阴阳混为一谈，因为它们是没有可比性的。

在说这个问题之前，我们首先要了解一下"少阴、厥阴、太阴、太阳、少阳、阳明"的概念。我们知道，一元之气为体，阴阳为用，这样气一运动就有了阴阳。在宇宙本源(气)的阴阳运动过程中呈现出五种运动状态：水曰润下，火曰炎上，木曰曲直，金曰从革，土爱稼穑，这是气的阴阳运动变化规律的进一步推演。

站在一气周流的角度来看，就像一年之春夏秋冬，一日之子午卯酉，人之生长壮老已，植物之生长化收藏，无一不体现一气的阴阳过程，即"阳生阴长，阳杀阴藏"。气之动，为阳，表现为升发布散；气之静，为阴，表现为收敛潜藏。无论是动是静，是升发布散，还是收敛潜藏，都是一元之气的阴阳流转状态。

从人体的角度来看三阴三阳，即是：少阳——一气从阴转阳，阳气初升；太阳——一气升散，极而收敛；阳明——一气收敛而降下；太阴——一气下潜，入于阴中运化；少阴——一气潜藏转化；厥阴——一气沉潜，极而再升发。这就是一元之气阴阳运动的一个完美的完整过程。一气之流转，聚散之运动，阳极转阴，阴极生阳，升散之后要聚敛，聚敛至极要升散，这就是一气之流转，是一气阴阳运动中体现的多种运动状态。在这运动过程之中，既体现了阴阳的统一和对立，阴阳的制约和互根互用，又体现了阴阳的此消彼长、此长彼消的阴阳消长平衡，还体现了阴

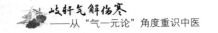

阳的相感相应和相互转化的特性。

《伤寒论》中的辨证思想体系与《内经》密切相关,《内经》对三阴三阳的论述有以下几个方面。

(一)以六气为参照的三阴三阳的气机循行变化特性

"岐伯曰:厥阴司天,其化以风;少阴司天,其化以热;太阴司天,其化以湿;少阳司天,其化以火;阳明司天,其化以燥;太阳司天,其化以寒。以所临脏位,命其病者也"。

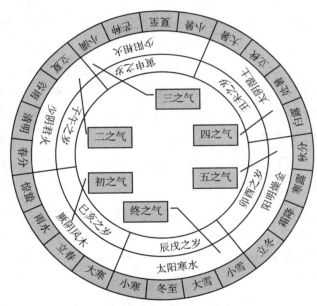

图2　天道六气气机循行变化图

从图2看,厥阴风木,初之气;少阴君火,二之气;少阳相火,三之气;太阴湿土,四之气;阳明燥金,五之气;太阳寒水,终之气。从初之气、二之气到终之气,是从天气的角度,讲

26

的是天气正常运化的过程。

厥阴风木，初之气，是阴极而生阳的时候，可转化为少阴君火。君火要坐镇不动，正如皇上不能天天御驾亲征，皇上要是经常御驾亲征，就说明问题太大了。这时，君火要化生成少阳相火。

君火要收敛在里，不能总是散在外边。这个时候，君火还不是很旺盛，即君火所体现出来的不是旺盛，旺盛是一种外在的体现，因为气机在循环的时候，越向外散，在里的能量就越少，就像夏天胃肠道容易发生问题，冬天反而不会一样。其实，人体的气机和自然界的气机是一样的，从少阴君火化生成少阳相火的时候，里边的能量已经开始逐步地向外散了，此时，里边的能量就要不足。当能量向外散了之后，少阳相火就会转化为太阴湿土，此时太阴湿土就要体现出在阴阳的转换中的成果。"阳生阴长"，只有温润的土才能长养万物，如果为干土，再热也长不出来，或者为湿润，但却冰冷的土，没有温度，也长不出来。所以，只有一方温润的土，既有温又有水气，水火和合的土，才能真真正正地化生、长养万物。这就是一个阳生阴长的过程。

化生完万物之后，不能把所有的能量都放在用上，这时，阳气（这里指的是一气）本身就要逐步地向回收。阳明燥金，主收敛降下，阳气收敛之后，要潜藏起来，这就是"阳杀阴藏"的过程。"阳生阴长，阳杀阴藏"，是自然界运化的过程。人也要遵循这个规律，这就是天之六气。

站在天道的角度来研究六气，研究的是时间、运动。从天道的角度看，三阴三阳更侧重的是次序和运动，所以才会有初之气，二之气，三之气等。从天道的角度上，六气是与时间相对应

的，一年之中第一个 60 天是什么，第二个 60 天是什么，第三个
60 天是什么，第四个 60 天是什么，第五个 60 天是什么……。这
是时间的次序，而时间的次序其实就是运动。因此，天道主的是
运动，主的是次序，因为有了运动就有了次序。我们要用这个道
理来解决问题的时候，就得要明白天道的特点。天道的特点为：
天主动，主次序，有了动静，就有了次序。所以，这时三阴三阳
的特点体现的是天道次序的特点，就如图 3 地球公转图一样将次
序的特点形象化地表现出来。

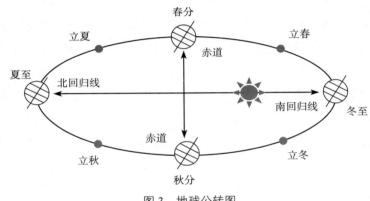

图 3　地球公转图

（二）以所在部位划分

《素问·阴阳离合论》曰："帝曰：愿闻三阴三阳之离合也。
岐伯曰：圣人南面而立，前曰广明，后曰太冲，太冲之地，名曰
少阴，少阴之上，名曰太阳，太阳根起于至阴，结于命门，名曰
阴中之阳。中身而上，名曰广明，广明之下，名曰太阴，太阴之
前，名曰阳明，阳明根起于厉兑，名曰阴中之阳。厥阴之表，名
曰少阳，少阳根起于窍阴，名曰阴中之少阳。是故三阳之离合

也，太阳为开，阳明为阖，少阳为枢。三经者，不得相失也，搏而勿浮，命曰一阳。帝曰：愿闻三阴。岐伯曰：外者为阳，内者为阴。然则中为阴，其冲在下，名曰太阴，太阴根起于隐白，名曰阴中之阴。太阴之后，名曰少阴，少阴根起于涌泉，名曰阴中之少阴。少阴之前，名曰厥阴，厥阴根起于大敦，阴之绝阳，名曰阴之绝阴。是故三阴之离合也，太阴为开，厥阴为阖，少阴为枢。三经者，不得相失也，搏而勿沉，名曰一阴。"（图4、图5）

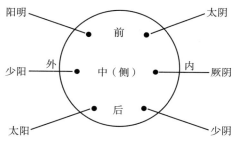

图4　地道方位气机循行变化图

　　人生活在天地之间，既要从天气的角度看待问题，还要站在地气的角度去看待问题。图5是十二经脉分布图，《内经》中把三阴三阳以空间的状态进行了解释。这种空间阴阳的概念体现在人身上就是经络的运行。面南而立，从手臂来说，外侧为阳，内侧为阴；人体整体最后面是太阳，最前面是阳明，中间是少阳；腿上乃至整个人的两胁是少阳，前面是阳明，后面是太阳。这是从空间角度对阴阳的排列进行了表达。从内而言还可再分三阴三阳：前边太阴，后边少阴，中间厥阴。这是站在方位的角度来看的。

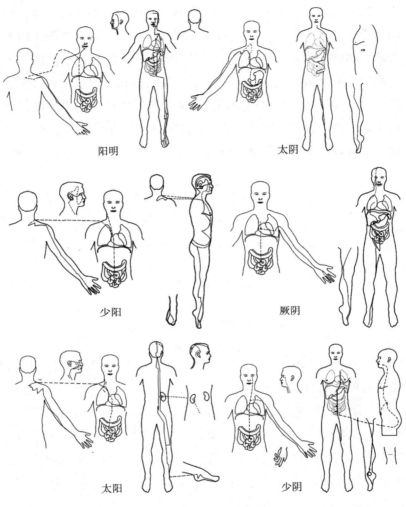

阳明　　　　　　太阴

少阳　　　　　　厥阴

太阳　　　　　　少阴

图 5　十二经脉分布图

　　再看图 5，"太冲之地，名曰少阴，少阴之上，名曰太阳，太阳根起于至阴，结于命门，名曰阴中之阳"。足少阴在大腿内侧的后面，足太阳膀胱经也在人体的后面，即少阴在人体的后面，它的浅层是太阳。"中身而上，名曰广明，广明之下，名曰太阴，太阴之前，名曰阳明，阳明根起于厉兑，名曰阴中之阳"。足阳明在表，足太阴在里，三阴从前到后，依次是太阴、厥阴、少阴，位于大腿的内侧。"厥阴之表，名曰少阳，少阳根起于窍阴，名曰阴中之少阳。是故三阳之离合也，太阳为开，阳明为阖，少阳为枢。三经者，不得相失也，搏而勿浮，命曰一阳"。为什么要搏（搏是动之意）而勿浮？阳要往回收，阴要往外走，此乃正途，如果阳往外散，阴往下降，阴阳就要离决，那阴阳就真真正正地分开了，只有阴向外走，阳向里收，才能体会到"阴升阳降，相交之机"。"太阳为开，阳明为阖，少阳为枢"下面会讲解到，因为它跟三阴三阳的排布规律有直接的关系。"是故三阴之离合也，太阴为开，厥阴为阖，少阴为枢。三经者，不得相失也，搏而勿沉，名曰一阴"。阴，在于动，要搏而勿沉，是因为阴中有阳。因此，明白了以上问题，再研究的时候，就能够相对清醒地看待六经和阴阳的关系，而对于"阴升阳降，相交之机"的规律，人体的气血每时每刻都在以不同的角度遵循着这种规律在体内循行。

　　站在地道的角度来研究，研究的是空间、方位，这是根据空间的状态所进行的描述。通过《素问·阴阳离合》我们知道，它所讲的三阴三阳的立点是空间，是上下内外前后，是在用三阴三阳来解决空间的问题。

（三）以气血的多少来划分

　　"帝曰：善。愿闻阴阳之三也何谓？岐伯曰：气有多少，异用也。帝曰：阳明何谓也？岐伯曰：两阳合明也。帝曰：厥阴何也？岐伯曰：两阴交尽也"。

"夫人之常数，太阳常多血少气，少阳常少血多气，阳明常多气多血，少阴常少血多气，厥阴常多血少气，太阴常多气少血，此天之常数"。

参照了天之六气，又参照了地之方位，现在以气血的多少，以人本身来划分三阴三阳。站在人的角度，子、丑、寅、卯、辰、巳、午、未、申、酉、戌、亥，这是地支，人法地。参看图 6，最下边是太阴湿土，然后少阴君火，再往前进是厥阴风木、少阳相火，然后是太阳寒水、阳明燥金。

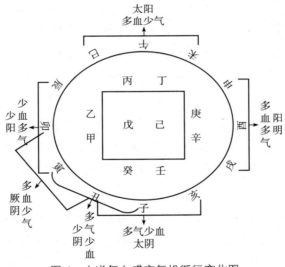

图 6　人道气血盛衰气机循行变化图

通过这张图，就会发现它是以欲解时为基准而画的。"太阳病欲解时，从巳至未上，阳明病欲解时，从申至戌上……"这张图画出来之后，我们发现三阴是相互重叠的，少阳是从阴中出来的，少阳出来之后，到了上面变成了太阳，然后是阳明，这就是阳气出与入的过程。看《伤寒论》时，角度转换要及时准确，这不是站在天气的角度，而是站在人的角度，看阳气从聚敛到升发，到开散，到收敛，到潜藏的一个过程。

这张图体现的既是阳气出入的过程，也是升浮降沉的过程。太阴，多气少血，少阴，也是多气少血。《内经》上讲，"两阴交尽，是为厥阴"，当整个气机收进来之后，多气少血加上多气少血，两个少血加一起血就多了，然后两个多气加在一起就要极则变，变成了厥阴，厥阴就变成了多血少气。当气机收进来越聚越多，阳气爆发之后就要变，它变出来变成少阳，到了少阳之后，少阳的气机逐步地上升，升到太阳就张开了，这是升浮的过程。在人体中当阳气布散到最外边以后，就要往回收，如果阳已经到最外边了还继续往外散，就会变成阴阳离决。太阳，是散得最大的阳，此时要用最阴的给它收住，所以它既叫"太阳寒水"，又叫"多血少气"，这是一个正常的生理功能的运化。那么阳气不能无限地散，要往回收的时候，用的是阳明燥金，《内经》中云："两阳合明，是为阳明。"那么两阳交到一起，"少血多气"与"多血少气"正好是完美的阴阳相配，变成了"多气多血"，当"多气多血"之后，气机就开始往回收了，一直收到里头，收到土下。图中气机的流转，是太阴少阴到厥阴，两阴交尽再循转过来，然后太阳少阳到阳明，两阳合明，再循转过来。

这时就可以发现，《内经》是从三个角度来阐释三阴三阳的。以天时的角度，讲的是六气；以方位的角度，讲的是所在的部位；以人的角度，又讲的是气血的多少。通过上述的讨论，我们思维里就应该有这样的知识次第，而不要没有层次地跨越。运用阴阳这种规律研究自然万物时，一定要从"三"下手（三生万物），而非从"二"，从"阴阳"，从"一"下手，虽然说是执简驭繁的方法，但是真正到具体落实的时候，一定是三阴三阳，而天地人各有三阴三阳。《内经》指出，"帝曰：愿闻天地之至数，合于人形血气，通决死生。为之奈何？岐伯曰：天地之至数始于一，终于九焉。一者天，二者地，三者人，因而三之，三三者九，以应九野。故人有三部，部有三候，以决死生，以处百病，以调虚实，而除邪疾。帝曰：何谓三部？岐伯曰：有下部，有中部，有上部。部各有三候。三候者，有天，有地，有人也，必指而导之，乃以为真"。

《伤寒论》中三阴三阳的排布规律和欲解时是站在不同的角度说的。排布规律是以部位的浅深来说的；欲解时是从人体气机流转的旺衰来说的，六气各病在六气本身功能最旺的时候容易解。不是一个角度，不要非把它拧到一起。同样是一个人，看的角度不同，得出的结论也不同。

仲景先师著《伤寒论》是站在人的角度，以气血虚实分阴阳。三阳证基本上都是实证，三阴证基本上都是虚证。把"三阴三阳"划分之后，再以前后为分部，统摄左右、上下、内外而分六经，以应地气；以部位的浅深来排布，由表及里；以欲解时体现气血在何时、何地最旺盛，以应天气。这是从不同的角度展现给大家，在这里看阴阳的时候，角度是完全不同的，千万不要混为一谈。

以平人为基准，可以分为病与不病；而人体分阴阳，是以气血的多寡来分的；到了传变规律时，则是以部位的浅深来分的。欲解时体现的是人体的生理功能，代表人体气机正常周流的一个过程，根据欲解时可以体现出气血在何时、何地最旺盛。

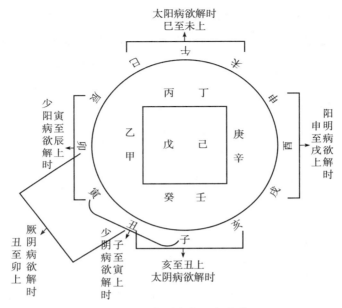

图 7 六气欲解时气机循行变化图

如图 7 所示，亥至丑是阳气收进来之后，太阴在行使它的职责，这个时候应该是它最旺盛的时候，即当令；子至寅是少阴当令；厥阴当令，丑至卯上；少阳当令，寅至辰上；太阳当令，巳至未上；阳明当令，就是申酉戌。图中说明了气血在某个时间、某个地点是最旺盛的时候，借此强化人体相应的生理功能，实现临床治疗的目的，所以设定欲解时。其实欲解时是体现了人体气机正常循行的规律，这个是其意义的重中之重。我们一旦明白了这个规律，就会发现所谓的病，就是生理功能发生了病理变化。

天地之气合于人体血气。天之气为动，为时间，为一年之四季，为一日之四时，为阳气之出入，在人为升降出入、交合聚散；地之气为静，为空间，在人体为左右、上下、内外；人之气在中，在人体（器）为气血。三者共同构建了气血在人体内升降出入、交合聚散的运动，是人体最基本的生命形式。

（四）总结

现在做一个简单的总结，研究三阴三阳的特点：

第一：研究天道，研究的是时间、次序、运动；

第二：研究地道，研究的是空间、方位、器；

第三：研究人道，研究的是万物、人、气血。

这是研究万事万物的次第。研究天道的时候，讨论的一定是时间、次序和运动；研究地道的时候，研究的一定是空间、方位和器；研究人道的时候，研究的一定是人、万物。天道、地道，其实就是时空，现在讲时空，古人也讲时空，古人讲天地人无非也就是讲时空和万物。打个比喻，写个小故事都要有时间、地点、人物，如果没有时间、地点、人物，这个故事是不能发生的。所以说，研究现存宇宙空间的任何问题，都要从"三"下手，脱离了三个中的任何一个要素，事件都不会发生，只有天地人和，这个事情才会发生，才会存在。

研究问题，研究万事万物的时候，一定是用三阴三阳分别对"天、地、人"进行考量。这时看《内经》《伤寒论》上所说的三阴三阳，发现其有的时候是站在地道（空间）的角度考虑，有的时候是站在天道（时间）的角度考虑，有的时候是站在人道（气血）的角度考虑。如果不清楚是站在哪个角度上看待的三阴三阳，然后把概念全都融为一体，得到的一定是不统一的结果。当站在天道的角度运用三阴三阳的时候，它和地道及人道的三阴三阳有联系，但不等同。就如同站在天上看天和站在地上看天是绝对不一样的，坐在飞机上和在地上看天的感觉差距太大了，在地上看地和在天上看地的感觉也绝对不一样，所以说角度变了，观察结果就会不一样，我们要把它们统一起来。《岐轩医道》里有一个概念叫作"气之五脏"和"形之五脏"。气之五脏和形之五脏同为五脏，必然要有联系，但这种联系不能画等号，也没必要画等号，因为这是站在不同的角度探讨的五脏，必然会有区别。正如观看庐山，"横看成岭侧成峰，远近高低各不同，不识庐山真面目，只缘身在此山中"，观看的角度不同，看到的景色就不同，只不过是因为我们还在庐山之中，没有跳出来站在庐山之外来观看。所以说看待问题就应该跳出来，站在问题之外看问题，这样既能把握住整体，又能看到局部的问题所在，既能看见其中的联系，又能看见其中的区别。只有具备了这种思维和认识，才能更好地解决问题。"整体与局部"这种思维模式是非常重要的。思维决定出路，境界决定高度，这才是打开认识阴阳的最后一道玄关。

当说气血虚实、盛衰、寒热的时候，是站在人道的角度上说的；当说表里、内外、上下的时候，是从地道的角度上说的，说的是空间和方位；当说从何时到何时病痊（欲解时）的时候，是从天道的角度上说的，说的是时间和运动。当明白这些都是站在不同的角度去看待的时候，再看《伤寒论》就会知道，这个是从这个角度考虑的，不能跟那个混为一谈，这个讲的是地道，研究的是这个东西，不能跟那个混在一起。所以，当学习《内经》及《伤寒论》的时候，我们要知道该站在什么角度考虑，这样在理解的时候就不会有矛盾和障碍了。

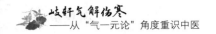

☯三阴三阳之理落实在脉中

现在知道了什么是平人，就知道什么是病人，那么要知道病人之不平在哪，就要以脉为凭。人的正常的生理功能是站在"一元之气"的高度上，根据阴阳之理、三阴三阳之理来描述的，那么落实到脉上，依然要站在"一元之气"的高度，法于阴阳之理，从天地人道对人体进行分析，对脉象进行分析。脉象一定是符合阴阳之理，符合天地人道的。从脉的角度，是能够体现出这种气机的升降出入、交合聚散的，也能够体现出这种虚实（图8）。

脉 { 天—阴阳—运动—气机的升降出入、交合聚散运动
人—阴阳—气血—虚实、寒热
地—阴阳—脉位—上下、左右与浮、中、沉

图 8 一元分阴阳化三才落实于脉诊

当站在气一元论的高度，通过应用阴阳之理，法于天、地、人道来解决问题的时候，无论是辨证诊断、处方立法，还是为人处事，就会发现一切事情都会变得简单明了。因为万事万物都遵循着这种规律，万事万物回到最本真的状态时都是一样的。

根于一元，法于阴阳来看天、地、人，讲究的是运动次序、空间和气血。看病研究问题时，第一要考虑运动的次序，第二要考虑空间（器），然后还要考虑气血本身的状态。"升降出入无器不有，升降息则气立孤危，出入废则神机化灭"。所以说研究天道时，运动的规律就是"升降出入"。升降出入无器不有，这个

器必须要研究。这个器就是研究上下、左右（前后）、浅中深。研究气血是以气血为体，《内经》中说"言之以多寡"，在此我们不讲多寡，而换成临床常用的虚实。

因此，看病诊脉时，应该要把握三点：

第一：研究天道——气机升降出入的运动状态；

第二：研究地道——"器"的上下、左右（前后）、内外；

第三：研究人道——气血的虚实寒热。

看病诊脉无外乎此三方面。"岐轩脉法"首辨升降出入的问题，辨的是天道；次辨升降出入在上下、左右（前后）、内外，辨的是地道；此外，还要辨是谁在做着升降出入的运动，即气血之体，辨的是人道。

🌀三阴三阳之理落实在处方用药中

诊断过后就要开始开具处方进行治疗了，怎样才能让诊治一体化，怎样才能从病症到脉证到治疗完美地匹配呢？

这就要求用正确的世界观来看待问题、分析问题，然后用正确的方法论来解决问题。正确的世界观和方法论就是"气一元论"和"阴阳五行学说"。"一元之气"为体，"阴阳"为用，具体落实到天地人上，就成了三阴三阳，三生万物，故我们必须要从"三"下手，即"守一元而法阴阳"。

落实到用药上，亦要遵循此理才能上下贯通、左右贯通、前后贯通、内外贯通，一气呵成，而不至于牵强附会。

怎么用三阴三阳理论认识药物，怎么用三阴三阳理论认识并开具处方呢？（图9）

$$\text{处方用药三原则} \begin{cases} \text{天—阴阳—运动—升浮降沉} \\ \text{人—阴阳—气血—补泻、寒热} \\ \text{地—阴阳—部位—靶向位置} \end{cases}$$

图 9　一元分阴阳化三才落实于处方用药

　　落实到处方用药上，也要从天地人道来看。在天道，要看的是药物在人身之中的升降出入运动；在地道，要看的是药物在人身之中的靶向位置，即药物作用的部位；在人道，因为是气血在人身之中做着升降出入的运动，所以还要看药物对气血本身的影响，是补是泻，是寒还是热。

　　现在，原理理通之后，就要落实到脉上、落实到中药上，落实到处方上，落实到诊脉治病、处方立法的每一个细节之中。

岐轩气解伤寒

从「气一元论」角度重识中医

中药篇

☯ 《伤寒论》中用药、立法、立意的特点

（一）重视胃气

《伤寒论》中共使用了 90 余味药，通过使用频率统计，发现频率最高的是甘草，一共使用 70 次，分布于 110 余个方子，其中炙甘草多达 67 次，生甘草 3 次。炙甘草，功能补益中气。炙甘草的频繁应用说明仲景处方中最重要的"意"，即《伤寒论》中"一"贯穿始终，一定要紧紧地守住中气，守住"一"。《内经》云："有胃气则生，无胃气则死。"这个学术观点在《伤寒论》里得到了很好的体现。

纵观书中的处方，虚者就多用炙甘草补中，或加大枣、生姜助运化，如桂枝汤、炙甘草汤；需攻邪者（如麻黄汤）也要用炙甘草，因为祛邪以后要注意保护胃气。《内经》中认为，脉诸小弱者，不可以针，调以甘药，亦证明此意。

（二）重视病、脉、证、治在临床中的完美匹配

《伤寒论》中的方证理论自古以来就受到医学界的极高推崇，其中论述得最多的就是症状和脉象，以及通过仔细观察研究后发现的表象背后的规律。如通过整理太阳病表明，《伤寒论》中太阳病出现频率最高的脉是"浮脉"，或"浮紧"或"浮缓"；症状为"头项强痛而恶寒"或"发热汗出、恶风"，"无汗"或"汗出"；治疗上以"桂枝汤"和"麻黄汤"为主。站在"一元之气"的角度上，把上述内容串联起来，仔细推敲它们所显示的气机状

态后，就会发现《伤寒论》中病、脉、证、治之间的关系是高度统一的。高度统一的表现为：若出现向上、向外的异常气机，仲景先师就想办法降沉回来；若出现向下、向内的异常气机，仲景先师就想办法让它出去；若有邪气的就祛邪，正气不足的就补虚，祛邪扶正守中。总之，最后的作用方向就是"趋中""平人"。

所以说《伤寒论》的本质之象，是书中所论述的每一个症状、每一种脉象都代表了人体气机的状态，也就是说仲景先师时刻在"气一元论"的统领下，站在天道、地道、人道不同的角度上，以阴阳变化的六个时期为主线来探查人体阴平阳秘失衡的状态，并将病、脉、证、治按照自然之道完成了阴阳和合的完美匹配，引领气机向平人的方向发展，彻底落实了形、气、神的高度统一，最终才总结出我们所看到的《伤寒论》中的症状和脉象。治病的关键是透过现象看本质，仲景先师是非常重视病、脉、证、治在临床上的高度统一的。

（三）重视疾病在表的治疗

《素问·阴阳应象大论》曰："故邪风之至，疾如风雨，故善治者治皮毛，其次治肌肤，其次治筋脉，其次治六腑，其次治五脏。治五脏者，半死半生也。"又曰："卫气出于下焦而通于里。"在《伤寒论》中，太阳篇的条文最多，占整个《伤寒论》近400条中的三分之一。这些都足以说明治疗在表疾病的重要性。

☯尝服中药

（一）解读尝服中药的必要性

在"气一元论"的指导下，每一个生命都有其偏性，我们通过尝服中药，同气相求，总结并深入研究每一味药物的偏性、功效、靶向作用点、适应脉象，从而为临床用药做准备，使我们在临床组方上做到药量、药味拿捏得当、精准无误，使临床疗效更加明显，临床运用更加娴熟。

下面通过举例具体分析一下尝服中药的必要性。

1. 对部分药物靶向部位的不同理解（如当归、生地黄）

（1）当归

传统的学习认为，当归可以入左关尺补肝血。尝服完以后，我们认识到，当归入于体内可以使右尺及尺下活跃、流畅、冲滑。当归，名字中暗藏真意，归，归的是元气，归入右尺，还能够引火归原，把上面的虚浮之气引入丹田，也可入胞宫养胞宫之血，入冲脉养冲脉之血，入血海养血海之血，所以说当归是女科专用药（女子胞宫的血皆体现在右尺脉较多）。当归具有辛温之性，它在走下焦、养血的同时，还具有辛温通络疏散的作用，所以当归这味药好在养血补血而不留瘀。但是为什么临床上常用当归填补左脉脉体不充实和肝血不足时也会有很好的效果呢？原因在于当当归大量使用时，把右侧脉体填满了以后，自然就会转到左脉去，但这并不是它的长项，所以不要以此为主。当然，当归也可以入肝经养血，但是要配上川芎、熟地、赤芍或者白芍等，当归就可以随着它们入到左脉去养肝血、补肾精了。比方说四物汤（女科专用方），为了平衡阴阳，四物汤实质上是顺着天道左旋而旋转的，这里其实也体现了《伤寒论》的一气性。在此再提一点，金匮肾气丸是顺着地道右旋而旋转的，具体的理法请大家仔细从"一气"的角度，结合药性思量，必可找出答案。

如果知道当归的气机是怎样运转的，就会用它来配伍治疗一些疾病，而不会总是停留在当归补肝血的认识中了。如当归的活血化瘀主要化的是内脏的瘀血，比如说张锡纯的活络效灵丹（丹参、当归、乳香、没药）。张锡纯认为，当归能够活五脏六腑之血，但是对跌打损伤的效果较差，所以方中加入乳香、没药以加强在表行气理血之功。通过尝服乳香和没药，我们可以知道乳香偏走左向上，没药偏走左向下，如此一来，全方就可以流通内外四肢百骸、五脏六腑，用它配伍再加上引经药就可以治全身上下内外所有的瘀血，无处不到。

（2）生地黄

地黄是临床常用药之一，尝服完生地黄后，右尺脉会变充盈。因为黄色属中土，顾名思义，地黄乃大地之精华，入于大地，归到坤土，归入腹部，补中土（尤其是中土阴液）之不足，故尺脉充盈了，关脉也会充盈。如此看来，生地黄最后还是落点在右尺上。大多数人对其补肝肾这个观点深信不疑，然而只有亲身尝服之后才能探其究竟。

通过对上面药物的尝服，我们发现所有的药物只有经过尝服以后，才能真正掌握并理解它的归经作用，否则对古人传承下来的经典就会理解的不够全面，无形中造成中医文化的慢慢流失。

2. 学习中药更加容易方便（如栀子）

栀子的外层是皮，有几个棱，像小灯笼，质轻，功能泻在外、在表之火；里面是很小很小的种子，玲珑剔透的像缩砂仁，性味苦寒，有一种很强大的"往阴里钻、向外透发郁火"的作用，故《本经逢原》中对栀子的评价是"炮黑则专泻三焦之火及痞块中火"。栀子苦中微香、微甘甜，红黄色，光泽度很高，虽然是苦寒药，但是它光泽度高，能亮出来，则说明里面有一定的阳气，故栀子可取"降中有升"之意；栀子质轻，膨胀、空虚（形状像小灯笼），像"火"，有明润、向上、外透发之意；栀子味道偏苦，整体秉"冲和之气"。如此一来，在尝服栀子时，脉象就会变化多端。但是总的来说，只要病机是上盛下虚及火气在外较盛，服用栀子后就会向下、向内敛降；如果自觉压力比较大或内有郁火时，栀子能够进入体内把郁火透发出来，此时脉象反见浮、舒缓、大。栀子既可泻火，又可散火，故为"清泻三焦表里之火"之要药。

另外栀子色泽金黄，类象"黄疸之阳黄"（黄疸大部分为闭阻性，像"郁闭之火"），故凡阳明证、太阴证有热以后出现一身面目俱黄的症状，用栀子就可以泻其中伏火，从而清里面之黄。

以加味逍遥散为例，用丹皮配栀子能够清除深层伏火，使火从里面向外透发。所以这时候栀子一定要捣碎了用，里面的种仁可以把药力引到深层，在引的过程中还能够降火、收敛，进到深层以后，因栀子皮薄质轻，故还起着向外透发郁火的作用。

用这样的方法理解栀子，就可以很轻松地掌握它的作用、归经及用途，省去了死记硬背，还容易遗忘等不必要的麻烦。

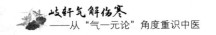

岐轩气解伤寒
——从"气一元论"角度重识中医

3. 对平时使用频率少的药物提高重视程度

有很大一部分现代人属于深层阴邪过重，针对这种阴邪在里的情况，《伤寒论》中有很多实用性强但不常用的药物，如蜀椒、商陆、葶苈子等。尝服这些药物，掌握它们所致的脉象变化，将会让我们在组方用药上更加游刃有余。

尝服蜀椒后，脉象会变得特别细，好像一条线，说明这味药可以入到最深层（脾经、肝经、肾经），性温润，散深层瘀寒，可将厥阴、少阴的寒气透发出来；解深层伏寒，如乌梅丸可以解除脏寒。

商陆根服食后，脉体变细，入肝经、肾经，右尺脉立即充盈起来，过一段时间后左寸脉开始充盈圆滑。商陆，五行中"商"归属于肺金，"陆"指道路之意，说明商陆根可收入到肺中，畅通胸中之气，通调水道，并顺着水道向下走，下降沉入丹田。陆又为六，卦象上为第六宫乾卦，应丹田，即降泄六腑水气，通调水道，引气沉入丹田，泄肝经肾经水湿之气。右尺脉充盈后左寸脉也充盈圆滑，说明商陆根把人体的水气向下降泄、通调水道后，直接转到阴经，又顺着阴经向上升，此时升的是元精，可还精补脑。如在牡蛎泽泻散中，商陆根与其他药物相配合对化深层阴浊之邪、清透人体有显著疗效。

尝服葶苈子后，从脉象中能够感到体内的那种黏滑、浊滞的感觉动了起来。一般想要引动、透发这种胶黏之物（过去长期停留沉淀的浊物）是很不容易的，葶苈子能够做到，当然若想要将其清理出去还要配合其他药物，如大陷胸汤。

48

4.对脉法有促进作用，同时对中医的学习起着重要的作用

药物在体内的瞬间变化使我们对脉象的把握更加细致迅速，在"守一元而法阴阳"的指导下，可以在学习中药的过程中促进脉法的进步。同时，尝服中药时刻都是在形、气、神合一的前提下完成的，这样可以培养"整体观，辨证论治"的思维观念，使我们更加习惯用"一元"的思维方式看待问题、解决问题。

5.更容易理解、掌握《伤寒论》的立意，纠正个人偏见

尝服药物能够加深对药物本身、药物与药物之间、药物与人体之间、药物与自然之间的"一气"的深入理解，对于分析、掌握《伤寒论》的本意来说非常重要。而对于仲景"只会治伤寒不会治温病"等这种偏见，在尝服完石膏并结合《伤寒论》原文仔细分析研究后，答案便不言而喻（详细内容见"气解《伤寒论》的常用方剂"）。所以说尝服中药可以更容易地理解、掌握仲景先师《伤寒论》的立意，并且能够纠正很多个人偏见。

亲身尝服中药是落实、运用一元思维的有效方式之一。通过尝服中药可以深入把握药物对机体的作用方向，掌握组方时药物之间的相互影响，做到方证对应精准、靶向明确、配伍合理，这样才能够真正做到一气贯穿，始终围绕着"守一元而法阴阳"的中医精髓进行临床实践。

（二）尝服中药的学习过程

岐轩中药尝服分别从药物的外观和药物的服食两方面为主要着手点认识中药，以脉为凭，总结药物尝服前后身体的感受和脉

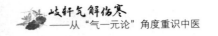

象的变化。

从中药的外观上，我们通过形、色、质、味分阴阳；尝服后，我们通过观脉的体用变化分阴阳，并进行阴阳互比，综合分析药物进入体内的走行、归经和功效。

1. 药物服食要点

（1）通过吃素食，练习心静，使服食者全身气机较清透，所以中药喝下去后，脉瞬间就会发生变化。

（2）服食的时候，不要总去想，而要静静地感知中药在体内的运动，感知身体的变化，不要有任何主观的想法。

（3）结果最终还要靠脉象才能确定，脉象是最准确、最客观的评价标准，我们的感觉都不可靠。

2. 脉象的观察要点

（1）尝服中药后，通过脉象观察气血之"体"（即气血的虚实情况），得出在三部九候中哪里最虚，哪里最实。

（2）尝服中药后，通过脉象观察气血之"用"（即升降出入的特点），哪里有突出的失衡，哪里就有问题，或者问题更大，否则切脉就没有意义了。

通过尝服中药，观察药物的靶向过程和部位，结合形、色、质、味分阴阳，深入认识、掌握各种药物。

（三）借助脉诊观察药物的作用方式及途径

在尝服中药的过程中，我们会分别从口感、体感和脉象方面去观察药物的走行方式和途径，但是由于个人的感觉敏感度和身体状态不同，会导致一定的差异性，这样就很容易造成分歧。所以借助脉象的分析是尝药的重要环节，它既可以让我们的观察结果统一，也可以解释我们的口感和体感的变化。药物进入体内后，我们要观察脉象都发生了什么样的变化，服食中药后，我们要观察服食后脉象自身的变化，将服食后的脉象与服食前的脉象进行对比，再结合自身的身体状态就很容易观察到药物进入体内的作用方式和途径了。当然，这种做法必须强调一个前提，就是一定要有脉法基础，这样才能观察得清晰明了。

（四）总结药物的归经及气机的运行方向

通过脉法对药物进入体内的走行进行了观察以后，我们对其气的运动方向有了大致的了解，"有其象必有其气，有其气亦必有其象"，最终在"形、气、神合一"的基础上，将药物的形、色、质、味（象）与实际脉象（气）相结合（形气相感、形气神相合），共同总结出药物的归经及气机的运行方向，也就是药物的靶向作用点和适应脉象，才能将一味药彻底认识透彻。

药物的作用方式和方向数不胜数。药物不同，其作用方式和方向也不同；药物入药部位不同，药效也不同（如不去皮桂枝和去皮桂枝）；药物煎煮时间不同，功效也会发生巨大的变化（如小柴胡汤中的"去滓再煎"）。所以说，不学神农尝百草，就不会对药物的特性有切身的感受，不去亲身感受，对药物的理解掌握就不可能深入透彻，更不用说怎么去使用它们。疾病的向愈与否取决于我们是否真的知己知彼，只有知己知彼才能够真正地做到"用药如用兵"，否则只会无功而返！

从「气」一元论」角度重识中医

岐轩气解伤寒

方证篇

☯《伤寒论》中三阴三阳排布的概述及转化

（一）三阴三阳的排布次序

《素问·热论》曰："伤寒一日，巨阳受之，故头项痛，腰脊强……二日阳明受之……三日少阳受之……四日太阴受之……五日少阴受之……六日厥阴受之……"

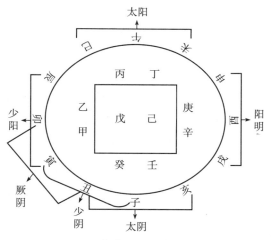

图 10　伤寒六气排布次序图

如图 10 所示，最浅的地方是太阳寒水，它在最上边、最浅层；从阳的角度来讲，最深的地方是少阳，因为它有一大半在阴里；然后中间夹着阳明燥金。这是以部位的浅深来确定的。中医讲"阴在内，阳在外"，相对来讲阳在外，是相对的浅层，阴在内，是相对的深层。

太阳是阳气升到的最外一层（也叫巨阳），阳明在阴之外，少阳有一部分在阴的里面，然后转入太阴湿土、少阴君火、厥阴风木。因此，太阳、阳明、少阳，然后太阴、少阴、厥阴，这么一个三阴三阳的排布规律，其实是根据所在部位的浅与深来排布的。

（二）开阖枢的问题

开阖枢很关键，各家的论述都不一样，下面所讲的内容可能和大家之前的认识有一点儿区别。

很多医家把阴和阳分开论述，也就是说把开阖枢分开论述。现在我们从一气周流的角度，把它合到一起来论述开阖枢。比如一扇门，门的正反面为阴阳，开阖的枢机是门轴，开阖即为门的阴阳运动，门的正反面既不能分开，门与门轴也不能分开运作，故门的正反面和门轴是一个有机的整体。门为体，门的开阖运动为用，门的阴阳运动之间的转化就靠门轴这个枢机。所以看待开阖枢的问题，就要把它看成一个整体，不能站在其部位深浅的角度来看待，也不要以为开阖枢就是先开，后枢，然后阖。我们要站在气机流转的角度，来分析、看待开阖枢这个问题，这对临床非常重要。

下面我们就站在气机流转的角度来看看开阖枢的问题。

气机周流指的是气升浮降沉的一个完整过程。具体来说：少阳是指阳气有一半在阴里，并向外转换，它是沟通气机由阴的态势向阳的态势转化的枢纽，也是气机由降沉状态向升浮状态转化的枢机，故在三阳中少阳主枢。阳气经过少阳枢转换之后，继续往上升，转换为太阳，到了太阳的时候，气机要散，故太阳主开。开散到了极致就要往回收，转换为阳明，故阳明主阖。阳明往回收的时候，要收到太阴土里，太阴如果不开，它就不能收进来，故太阴主开。阳气收进来之后，要有一个载体，落实到人体上就是以水为载体才能完成阳气的进一步转化。也就是说阳气入到土中以后，不是结束，而是一个循环无端、周流不休的过程，所以阳气收进来之后要有一个转换，否则就无法再升上来，这个"转换"就是少阴的力量，让阳气有一个适合它继续运转的状态，这就是少阴的功能。"两阴交尽，是为厥阴"，阳气在少阴转枢后，就要合，即厥阴。阳气收到太阴中是"阳生阴长，阳杀阴藏"的过程，这里所谓的阴，其实指的是阳气的凝聚状态，在这种状态下，阳气凝聚的越好，升发的力量就越强。太阴多气少血，少阴少血多气，太阴与少阴两阴交尽，为之厥阴。遵循极则变的规律，厥阴要达到极点的状态，少阳才能够升出，继续阳气的周流。从真阴真阳的角度来看，厥阴其实体现的是凝聚真阳的过程，凝聚到一定程度，真阳爆发，少阳才能够从阴中升出。还需要注意的一点是不要把它分为阳的开阖枢和阴的开阖枢，因为它本身就是一个气机周流，并处于周行而不息的状态。

从太极图阴阳鱼的角度来看，阳中间有一个黑眼睛，阳明相当于这个黑眼睛，它在阳中，处于下降的状态；厥阴相当于阴中间的白眼睛，在阴中，处于升的状态。看阴阳鱼的时候，阳能降，是因为阳中有阴，阴能升，是因为阴中有阳，这就是整个气机周流的状态。

《素问·热论》曰："伤寒一日，巨阳受之，故头项痛，腰脊强……二日阳明受之……三日少阳受之……四日太阴受之……五日少阴受之……六日厥阴受之……"因此，从巨阳到阳明到少阳，到太阴到少阴一直到厥阴，就是刚才所讲的气机循环升浮

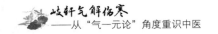
降沉的一个完整过程，即是气机的升散到凝敛、再升散再凝敛的一个循环往复、周而复始的过程，也就是伤寒三阴三阳排布的次序。

三阴三阳的基本功能特点及病后治疗

（一）三阴三阳的生理特点及主病机制

1. 太阳

太阳司开合，外邪侵袭先受之，风、寒常为病，症见脉浮、恶寒、发热、汗出或无汗。气在最外层的时候，太阳有开与合两个功能。因为气此时位于最表层，所以先要开，如果不能开，就破坏了人与自然的整体性；但是它不仅要开，也要主合，如果无限制地开，就会出现阴阳离决。所以说，开、合是太阳的基本功能和特点。这时如果受寒，寒主收引，收引之后，气机的开散就会受到影响郁闭在里，从而不能继续开散，所以会首先出现"脉浮"，然后出现"头项强痛，恶寒发热，无汗，骨节烦痛"等。"风为阳邪，其性开散"，如果受风之后，气机的开散功能就会增强，闭合功能则受到影响，开散太过则汗出，而收敛的力量减弱，卫表的功能也减弱，故恶风。因此，太阳病，便是阳气开散到最外层时出现了问题，一个是开散不利，一个是闭合不利。

2. 阳明

阳明主降，多气多血，若与邪交争则降不及，主症见胃家实，承气主之；在经，症见大热、大汗、大烦渴、脉洪大，治以清散敛降。

"阳明之为病，胃家实是也"，如果阳明经出现问题，气机就会无法下降，而出现"胃家实"。那为什么胃中会有燥屎五六枚呢？因为古人所谓的"胃家"，不单单指一个胃，还包括肠。"胃家实，承气主之"，承气即承载受纳气机，由于阳明主降的功能被瘀阻住，故要创造一个条件让它降下去，所以就叫"承气"。

如果在经，气机收敛不回来而向外散，就会出现"大热、大汗、大烦渴、脉洪大"这些症状。因为阳明本就"多气多血"，多气则热多，多血则汗多，气血伤则热而烦渴，气血出多入少则脉洪大。如果在腑，气机下降的通路被瘀阻，也会发热、汗出，但在腑的时候就不表现为"大热、大汗、大烦渴、脉洪大"了，此时气机已经收敛进去，故表现为热已入里的症状，可能会表现为全身都热，或者手脚热，或者日晡发热。阳明本身主降，又多气多血，故阳明病就是指阳明本身的功能不能正常发挥。

3. 少阳

少阳在半表半里，主升（从阴中升出），为阴阳之转枢，散见于三阴三阳。少阳受邪，阳气当升而不畅，郁而化热，故症见口苦、咽干、目眩、胸胁苦满、往来寒热、脉弦，治以升阳透达。

"少阳相火，三之气"。少阳是沟通阴阳的桥梁和枢机，所以阴证里有它，阳证里也有它。少阳枢与少阴枢是完全不同意义的，不能以单纯的阴阳来划分，要以一气流转的过程来划分。从气机运化的角度看，阴证里有少阳，是邪气向外转枢的一个必然过程，即正常气机要归位的必然过程；阳证里有少阳，是邪气由表及里的必经之路。所以我们要注意的是气机的转化过程和次序。"左右者，阴阳之道路也"。少阳受邪，气血不通，阻于胸胁，胆腑郁火上炎而出现胸胁苦满等火热症状；往来寒热、脉弦则是气机升散和郁闭的交替，是邪正势均力敌、相互交争的一个过程。

4. 三阳证小结

三阳患病时，病在阳，此时气血相对充实，正气亦充实，邪暂不能入阴，正邪交争剧烈，多表现为表证或半表半里证。三阳证的辨治侧重于探查邪气的性质、气血运行的状态和"器"（病位）的状态及三者之间的关系。

5. 太阴

太阴在里，主运化。病在太阴时正气已虚，里已虚，运化功能不足，故病腹满而吐食不下、自利，治以理中。

脾气主土，土爱稼穑，土气不足，运化能力就会下降，就会出现腹满食不下；气机不能继续沉降就会上逆而出现呕吐；阳气不足就会出现运化气血津液失司而见下利。所以太阴病即其本身功能发生了异常。

6. 少阴

少阴在里，主藏精，水火寄之，为阳气在阴之转枢。病在少阴，则正气不足，阳虚生内寒，阳杀阴藏的能力明显不足，故见脉微细，但欲寐；根据疾病寒化、热化之别，治以温阳、育阴。

阳气在阴之转枢，必然要有阴的态势相合（水火既济的角度），当少阴本身的功能下降，就会出现寒化或者热化两种分法。

若阳气在潜藏过程中本身不足，阴偏盛而阴寒内生，则为寒化，就要用四逆辈治疗。若阳气在潜藏过程中，阴的态势偏弱而无法全部合阳，造成阳偏盛而阳热外散，则为热化，就要用黄连阿胶鸡子黄汤治疗。所以说少阴之病同它的生理功能密切相关，只要掌握了少阴的功能特点，问题就好解决了。

7. 厥阴

厥阴为阖，"两阴交尽，谓之厥阴"，内有阳气聚集至极而待发，故厥阴患病病在聚集阳气的功能上，使阳气不能够很好地潜藏，呈现阳气在外、里阳不足之象。阳不能聚集潜藏而散于外，气机向外向上，症见消渴、气上冲心、心中痛热；里阳不足，症见饥不欲食。治以玄武法温阳于里，通阳于外。根据疾病的特点，用"酸、苦、寒"的药物内收外散的阳气入于中土之下，同时顾护中土，用"辛、甘、温"的药物升发阳气。比如乌梅丸敛阳入内，聚集待发，透达气机。此为阳气收敛、蓄积能量至升发的整个过程。

8. 三阴证小结

三阴患病时，病在阴，此时气血已经不充实了，正气不足，机体功能亦下降，多表现为里证。三阴证的辨治侧重于探查阳气衰少的程度及部位。

综合而言，三阳和三阴在互相转化的过程之中，主要的发病机制就是其本身功能的失调。

太阳主表，司开合，其主要的发病机制为开散不利和闭合不利。若太阳的功能受阻，则病在表层进行邪正交争。阳明燥金，主降，其病机为阳气不降。阳明多气多血，当邪气入于里的时候，气机当降不降，邪正交争就会非常剧烈。若在经则体现在人体的外部，热向外散，症见热、汗、渴；若在腑则体现在人体的内部，气机当降不降，热在里，症见火盛扰神则狂，甚至可出现神志不清。到了少阳时，因为少阳是阳气从阴中向外出的时候，相对来讲阳比较弱，经不起风吹雨打，阳气向上升的时候，一旦有了问题（比如通路或者本身出现问题），就会升散的不畅通，即少阳患病。治疗时如果想让阳气升发出来，从天人相应的角度讲，必然要有温润疏松的土气，例如小柴胡汤中调理脾胃、调中的药比较多，这是少阳本身的功能特性所决定的，这就是少阳的气机流转状态。

对于阴证来说，当正气不足之后，气血自身的功能就发生了异常，这时已经不是邪气侵袭后的邪正交争态势，因为邪气传至阳明便不再内传了。"太阴之为病，腹满而吐食不下，自利"。若口不渴者，说明阳气不足，要聚的时候聚不起来，就要用理中、四逆温阳；若口渴者，说明阴精不足，无法聚合阳气，导致阳气外散，水气不得运化，此时就要用猪苓汤。由于阴阳互根互用，故六气主病就不可能为独阳或者独阴，而是皆有阴证和阳证。若逐步地再深一层，就到了少阴。到了少阴时，它体现的仍是正气在里的状态。到了两阴交尽，阳气凝敛至极要往外发的时候，此时病在厥阴。厥阴主合，若闭合不利，转枢过来的阳气不能凝敛，就会形成外热而里边阳气不足的状态。如果想让厥阴的功能恢复正常，首先就要把阳气凝敛。仍以乌梅丸为例，乌梅丸是典型的寒热并用的方剂，其在蒸乌梅时底下铺一层米的做法是非常有深意的，因为要借助谷气、中气，使土厚则火自敛。

合看阳证和阴证的整个过程，体现的就是整个气机流转发生异常的过程。

（二）《伤寒论》中三阴、三阳病的治疗

"阳化气、阴成形"，三阴三阳共同表达了气血聚散时初升、开散、散极而收、降沉、沉极再升的周而复始的正常过程。少阳是初升，太阳是开散并散极而收，阳明是降沉，降沉被太阴收进去之后再沉极而升，这就是整个阳气的升出降入过程。把这个过程总结成一句话就是：各部主司即是各部主病，亦是主治之处。

以平人为基准，分病与不病，我们不能仅局限于某个方对某个症、某个病那么简单，而要找出三阴或三阳本身的功能失常之处，即我们主治的靶向目标，然后处之以方药，以平为期，期望恢复正常的功能，这也是学习《伤寒论》的一个重要目标。

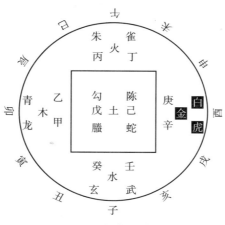

图 11　伤寒六法图

如图 11 伤寒六法图所示，三阴三阳所对应的六神兽：青龙、朱雀、白虎、玄武、勾陈、腾蛇。

《易经》中讲，"潜龙勿用、见龙在田、飞龙在天、亢龙有悔"，说的就是阳气在底下沉潜，然后一点一点升上来的过程。

少阳有病的时候，治以青龙以升阳气，取的就是这个意思。柴胡剂则相对于"见龙在田"的时候，也就是阳气还没出来或者是要出来了刚刚上升的状态。青龙剂则是指在阳气上升的时候被寒饮阴邪抑制住了，此时就要发挥小青龙的功效。太阳所应朱雀，是开散的状态，朱雀一飞，就是散收的象。阳明所应白虎，即白虎汤、承气汤，承气汤承的也是白虎的气。白虎，主降，气机沉降又有在表、在里的不同。

气机下降的时候，必然要经过太阴，因此，只有太阴开了，气才能降下去。太阴为中土，所应勾陈和螣蛇，治有大建中、小建中、理中、四逆汤。气再向下降，入于少阴，则分为阳气不足而寒化，或者阴精不足而热化。此时治以玄武。当气下降到厥阴的时候，则治以白通、四逆或者乌梅丸。当阳气转换至厥阴时，若阳气不足，则无物可聚，所以升不上来，这时候治以四逆和白通，或者是白通加猪胆汁；若厥阴本身功能异常，阳气收不进来，此时就要用乌梅丸了。

这是从治法的角度来看气机循行的过程。这个过程是一个典型的功能、主症、主治高度统一的过程。所以说，在《伤寒论》之前，气机流转的根据就是古代六神兽所在的不同的方位，司不同的事。而仲景先师从不同的角度来论述其正常的生理功能和异常表现。仲景先师以人为本，站在人的角度去考虑天人合一的事情，如果中间出现了异常，就要治以法度。少阳，要给升创造条件；太阳，要给开合创造条件；阳明，要给降创造条件；到了阴的时候，正气不足，就要给正气创造条件，给气机的凝敛创造条件；到了厥阴，则要给凝敛再升发创造条件。这才是《伤寒论》最根本的立意。

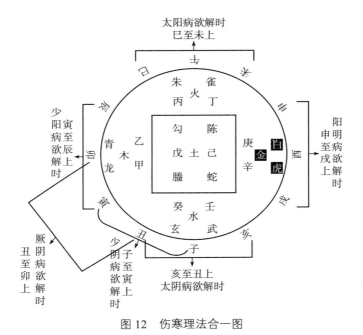

图 12　伤寒理法合一图

如图 12 所示，我们站在人的角度，以"欲解时"来体现气的正常的生理功能，即升降出入、交合聚散。"天之至数，通于人形血气，以决死生"，这个过程是说我们既要遵循天道的规律，也要遵循地道的规律，落实到人体上，无论是从部位，还是从气血的多少，还是从气机的流转上，都要遵循这个规律。我们在诊脉时也要从天道、地道、人道入手，顺应天人合一的自然规律。诊脉要讲体、用和通路三方面。体，是气血的多少，包括了寒热；用，是气机的升降出入、交合聚散的状态；"升降出入，无器不有"，这个器，就是气血循行的通路，对应的是六经的部位。整个气机流转的过程在人体的体现就是气血的流转；人秉中气而生，应地之数，从《伤寒论》来讲则应人体阴经、阳经的部位；人还应应之于气血，由气血的多少来分虚实。医圣仲景在《伤寒论》立意的时候，是以人为本，站在人的角度去考虑天人合一的事，所谓"言于天地者必验之于人，言于人者必效法于天地"，这就是仲景先师的立意，如果有异常，就要治以法度。所以说，在学习《伤寒论》的时候，一定要掌握《伤寒论》的思维方式。

☯ 分述三阴三阳病、脉、证、治的特点及立法

下面我们从气血的多寡和气机运行的部位对三阴三阳病、脉、证、治的特点和立法进行深入的阐释。

（一）太阳病

通过统计整理，太阳病的特点是：

主病："太阳寒水六之气"，"太阳之上，寒水主之"，"太阳常多血少气"，"太阳病欲解时，从巳至未上"。

主脉："浮""脉浮""脉浮紧""脉浮缓"。

主症："头项强痛而恶寒""无汗""发热汗出、恶风"。

主治：麻黄汤、桂枝汤系列。

太阳病中出现频率最高的脉是"浮脉"，也就是说太阳病的主脉就是"浮脉"，或"浮紧"或"浮缓"。浮脉，位置较浅、在外、在表，所以"脉浮"主要表现为气机分布在表、在外。

太阳病以"头项强痛而恶寒、无汗"或"发热汗出恶风"为主症。"头项强痛而恶寒"，症状部位在头，以下阴上阳来分位于最上（从这个角度上看病变部位跟经络是有关系的，但是不能直

接画等号）。"头项强痛恶寒、无汗"对应的一般是"脉浮紧"，因为寒主收引，故出现恶寒、无汗、头项强痛等气机敛而不开、不通之象。"发热汗出、恶风"对应的一般是"脉浮缓"，因为风善行而数变，走窜性极强，主开，而"脉缓"表达的是一种舒张、舒缓的特点，就像气机被风吹散了以后，脉就容易舒张。当这种舒张的能力太强时，气机固表的能力就要减弱，也就是说气的防御固摄能力减弱，就会表现为汗出、发热、恶风等气机开得太过的症状。

如果受寒，出现"脉浮紧"，就选用麻黄汤；如果恶风，出现"脉缓"，就选用桂枝汤；如果出现大热的脉象，如浮、数等，这时候就表现为风温或兼风热，风温脉会浮，温热脉就会数，此时要以脉为凭，选用治疗方法时要遵循"知犯何逆，随证治之"的原则。

把病、脉、证、治从一元之气的角度串联起来，就会发现它们中间存在着高度的统一性。太阳，在三阴三阳中常多血少气，司开合，处在散极而收的过程，病变主要表现在开合不利。

脉浮指明了人体气机整体在表、向外、向上，虽然与太阳的主气机相同，但此时如果脉体现为"浮紧"，说明外边有寒气，阻碍了阳气不能透表，即开机不利，可表现出"无汗"的症状，此为"太阳伤寒"，而且上面有邪气，头部气机不通，就会出现"头项强痛而恶寒"。从这个角度讲，脉象最外面这一层也可以叫沉。《伤寒论》认为这是脉浮紧，这是按浮中沉这个层次来说的，浮整体趋向脉的最浅层。如果最上面有邪气、有阻力时则会出现"浮中沉"，所以说也会出现寸前伏下去的脉象。因此，辨脉一定要分清层次，层次不同，意义表达的也不同。如果此时脉的表层缓纵不收，一般都是因为阳邪侵袭阳位，如风邪袭表，阳气向外散的太过所致，此时脉象上体现为"脉浮缓"，即合机不利。开机或合机不利时，太阳正常的散极而收的过程不能完成，一气的流转出现了障碍，所以导致了正邪的对立。

临床诊治时要以平人为准，最终的目的是"趋中"。参看一下《伤寒论》中的理法方药就可以推断出，仲景先师在清楚太阳病的正邪、虚实、寒热关系以后，其治疗思路是：太阳病之所以会离中上浮，是因为人体正气充足，正气发挥抗邪的本能，邪气去则正气自复，我们要做的是助正气抗邪，助正气复位。

通过尝服药物后研究仲景先师的方子，发现他在诊治过程中是严格遵守"气一元论"而组方用药的。比如说在麻黄汤中，单用麻黄往外发散寒邪是不行的。因为尝服过麻黄以后就会了解到，麻黄发散的力量实在是太大了，服用后心慌心跳，浑身没劲儿，甚至出现手哆嗦。为了做到祛邪而不伤正，仲景先师加用了桂枝、杏仁、甘草固护正气，使邪去正气自复。对于风邪，"阳浮而阴弱"，脉浮缓，气机的出大于入，表明此时正气外出抗邪，风气在表，腠理疏泄，正气外泄而收摄失司，故而闭合不利。所以要用桂枝、芍药吸敛阳气，大枣、甘草守中，生姜、大枣散邪外出，调和营卫。

总之，"太阳多血少气"，"太阳之上，寒水主之"，太阳病病位在表，气机向外运行。从脉象上看，主浮，主在表，浮紧和浮缓体现了邪气性质的不同。从症状上说，"头项强痛"表明病位在上，"发热、恶寒、无汗"表明病邪的性质，此时气机的运转是向上、向外的。"鼻鸣干呕，渐渐恶风，汗出，有微热"表明气机也是向外、向上的。见证取象，以象测气，太阳病、脉浮、主症都证明了气机是向上、向外的，或者寒引起的，或者风引起的，但其气机都是以向上、向外偏亢为主，这时候消除病因，把邪气去掉，正气自复，太阳的功能也就恢复了。

现在我们知道了仲景先师的麻黄汤和桂枝汤的作用力在最外层，作用在太阳。以太阳为部位，玄府开合顺畅与否直接影响了气机的出入，而桂枝主"合"，麻黄主"开"，作用部位在表、在上。在后世的研究中，除了三阴三阳，研究最多的就是立法的问题。从前面的论述可以看出，仲景先师在太阳病的气机转化过程中已经表明了要顺应自然，以恢复正常的生理功能为法。太阳在最高、最外的部位，司开合，太阳病的立法即朱雀法。

临床上，太阳病如果正气不衰，郁久就会化热，化热以后就会表现为嗓子疼，此时如果马上用大寒的药物就会导致邪气入里。因为嗓子疼是正邪交争的过程，此时寒气尚未全部化热，用苦寒药过早，属于误治，会适得其反而转为阴证。因此，临床上一定要见到真正的入里化热，见阳明而不兼太阳的时候，才能用降下之法清热解毒。只有在"气一元论"的指导下辨清楚正邪的性质和关系，才能对证治疗，临床上一定要明确这一点。

所以说，无论是太阳病还是其他的病，都可以从"一元之气"入手，通过守一元来辨证整个过程，学会见证取象。我们可以尝试着整理出《伤寒论》中三阴三阳病相应的病、脉、证、治，然后用"气一元论"分别把它们串起来一气解读，就会发现它们之间的统一性，归根结底都是依附"气一元论"而存在，若没有一元之气就像没有灵魂一样，自相矛盾。所以说在实际诊疗过程中也一定要符合"一元之气"的规律进行辨证施治。

（二）阳明病

通过统计整理，阳明病的特点是：

主病："阳明燥金五之气"，"阳明之上，燥金主之"，"阳明病

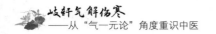

欲解时，从申至戌上"，"阳明常多气多血"，"二阳合明，是谓阳明"。

主脉："大""脉洪大"。

主症："阳明病，胃家实"，"大热，大渴，大汗出"，"潮热，手足濈然汗出"，"腹硬""狂"。

主治：白虎汤、承气汤系列。

阳明病，部位在里，在前，主敛降，若敛降功能不能正常发挥，则发病。通过整理阳明病，发现其凸显一个"大"字，如"大热、大渴、大汗出，脉洪大"，"脉大"体现的就是阳明之气。《伤寒论》中讲到的这个"大"所体现的不仅是浮，更是充盛、蓬勃之气。"脉大"即是气机向上、向外的蓬勃之势。虽然脉太大了以后会偏于表，但其发力点、集中点不一定是在表，所以脉洪大是包括浮（表）的。"大热"体现的是气机向上、向外、内里充实之势，"大渴、大汗出"体现的也是蓬勃向上、外出之势。

阳明多气多血，此时若出现向上、向外蓬勃的气机，就会导致降敛不及，阳不入阴。此时阳明病的代表方剂是清热泻火的白虎汤，重在降敛。在这种大热、大渴、气血充盛上冲的情况下，用白虎的清凉肃降之气立即就能将其镇压下去，平复缓和气机，但前提是能量很充足。白虎汤具有辛透发散的作用，它清热的方式是先由内向外辛透，疏理土气，然后清热泻火、敛降（真阴）火气入坤土，同时还可以起阴气去和外在之阳。白虎汤清热泻火、降下收敛的力量很强大，这样很快就可以平复这种"大"的气机了。

当阳明病进入"潮热，手足濈然汗出"这个阶段时，里面就开始出现"燥屎"了，表明胃（腑）家是"实"的，一摸肚子是"硬"的，这时候一部分人可能还会有"狂"的表现。此时阳明在向腹内降敛运化时遇到阻力，通路不畅，无法入里运化，"热结里实"而形成燥屎，再加上阳明气血充盛，易化热入阴分，从而扰动心神而生"狂"象。这个热用白虎汤是无法开降的，故需直接用承气汤系列涤降、泻下、清热，使热随燥屎而去，气血各自恢复原位，阴阳平衡。

白虎汤（清热泻火）和承气汤（涤降泻下）便是仲景先师给阳明病立下的白虎法。《伤寒论》中仲景先师告诉我们，治疗阳明病时两手都要硬，白虎法中的小白虎（白虎汤）和大白虎（承气汤），一阴一阳，重在肃杀降敛。另外，治疗阳明病的时候要记住，既要有"胃家实"，即腑家一定要实，大便不畅通，还要有"热"。具体来讲，即在刚刚开始还不盛、不实的时候表现为"大热，大渴，大汗出"，到了"实"的时候，就会出现"硬"，"手足濈然汗出，潮热"，"狂"等症状，这时候只有用老虎才能把它给镇下去。

此处多提一点"狂"，一般来说，见到"狂"的表现时就说明此时气机已转到阳明了，因为其多气多血的特性，热随阳明入阴分，扰动心神，就容易出现谵语、发狂。《内经》上讲狂证与阳明有关，《灵枢·经脉》曰："胃足阳明之脉……是动则病……甚则欲上高而歌，弃衣而走，贲向腹胀，是为骭厥。是主血所生病者，狂疟温淫……气盛则身以前皆热……气不足则身以前皆寒栗。"

当阳明病也用"气一元论"串起来之后，大家就知道仲景先师此处主要的立意在于取白虎的肃杀降敛之气，也就是说，阳明病立法当为"白虎法"，起重建和强化阳明之降敛功能。

（三）少阳病

通过统计整理，少阳病的特点是：

主病："少阳相火四之气"，"少阳之上，相火主之"，"少阳病欲解时，从寅至辰上"，"少阳常少血多气"。

主脉："弦""脉弦细"。

主症："口苦、咽干、目眩"，"胸中满而烦"，"胁下硬满，干呕不能食，往来寒热，尚未吐下"。

主治：柴胡汤系列。

少阳，半表半里，是沟通阴阳之转枢，是阳病入于阴的必经之路，也是阴病邪气向外透散之转枢，气血没有太阳和阳明那么充足，如早晨的太阳还没露头但正要露头升发的时候，主由下向上升发、宣散。若太阳完全露出来时则表明相火妄行，是异常的少阳气机。

少阳病时要考虑阳气能不能升发出来，升发是否顺畅。若阳气当升不畅（指通路不开或无力升发），就会出现"往来寒热""胸胁胀满"。

少阳病，主脉见"弦""弦细"象，这个象所体现的气已经不那么蓬勃了，说明正气开始有点虚且被束缚住了，无法伸展，此时稍不留神就会转为阴证。再看"口苦、咽干、目眩"，"胸中满而烦"，"胁下硬满，干呕不能食，往来寒热，尚未吐下"等主症，都是气机想升发出来但是无力外出的表现，然后气郁而化火，就像拉锯战一样，或二阳合明，或兼太阴。此时仲景先师毫不犹豫地就用了人参以补足机体能量，又用柴胡以推陈致新，输转心腹结气出去，再配上黄芩、半夏、姜、枣补充能量，并清降胆腑郁火，全方使气机从里往外输转，这就是小柴胡汤。但是由于疾病尚未到最外边，所以不能用麻黄直接走太阳发表解表而不顾及里面的瘀滞，而且麻黄会把柴胡带到表，就无法发挥柴胡入里推陈致新的作用了，因此，这里还体现了层次次序的重要性。所以仲景先师在小柴胡汤中就没有用太多走表的药。

关于仲景先师对少阳病的立法，引用《易经》中的一句话，即"见龙在田，飞龙在天"。阳气最开始是在深处，然后"潜龙勿用""见龙在田"到"飞龙在天""亢龙有悔"，一层一层地上去，这便是其变化的整个过程。少阳病就是在"见龙在田"之青龙刚升未升之际出现了功能的异常，此时治疗的立法当为"青龙法"，包括了柴胡汤系列和青龙汤系列。柴胡汤系列分为小柴胡和大柴胡，青龙汤系列分为小青龙和大青龙。

柴胡汤系列中，小柴胡是补正气的，由内向外输转的，大柴胡是迅速沉降的，二者一阴一阳。由于少阳属于半表半里，所以很容易就和太阳二阳合病或兼阳明发病，也很容易直接兼太阴发病。所以临床要辨证准确，两手都要硬。

比如胆囊炎患者，邪气结于胸胁，若是少阳兼阳明邪气实证，可以用大柴胡，若是正气虚且兼太阴时用小柴胡汤证，此时要加人参。由此可见，仲景先师的立法不是一个孤立的过程，而是时刻都在"一"的前提下辨证施治，标本兼顾。

阳气升发不畅时要辨清是因为正气虚，胸腹气机壅滞，向外透发不畅所致；还是因为阳气不足，无力透发，水湿弥漫所致。这些都有虚实之分。仲景先师所立的青龙法则二者兼顾，这也说明仲景在立法时都是以"一"为宗旨的，"万变不离其宗"。

"青龙法"中还包括青龙汤系列，代表方剂为小青龙汤和大青龙汤。小青龙主行水气，即小青龙的立法是专行水气之立法，同时也寓青龙之立意——阳气升发。小青龙汤症见"伤寒表不解，心下有水气"，虽然表还没解，但此症是以"心下有水气"为主要矛盾的，而且小青龙里边的干姜、半夏、细辛是化水饮的，五味子（未打碎的）功在收敛入里，所以不能把小青龙汤简单地理解为解表。小青龙汤证并不是真正的脉象浮紧、外寒重，"伤寒表不解"也是次要的，关键是要行水气、温里升阳。"青龙法"的方子比较多，小青龙汤只是一个代表性方子，关键是理解仲景先师命名"青龙"的精髓——少阳即是指阳在阴中要慢慢升发出来，就像青龙一样。

同样是青龙，大青龙汤证出现"烦"的症状。观大青龙汤的气机状态为里边有火而外边有寒的寒包火之象。打个比喻，就像龙想飞起来，但是外边闭合成郁使其无法飞起，它只能在里边翻云覆雨地咆哮，时间久了，里郁得太过，化至实热，便开始扰乱神智，出现"狂"症，此时仲景先师选用了石膏以清散沉降火气。细看大青龙汤的组成为麻黄汤加石膏。麻黄汤就像《易经》中"飞龙在天、亢龙有悔"那种龙，但这个龙用沉降的石膏配伍以后就不再是狂躁要飞天的龙了，而成为平俯在地面上安静的龙，好比是在躁狂不安时打一针镇静剂，然后把外边的道路疏通开来，这个龙就可以安详地升起来。所以石膏在这里相当于给亢龙打了针安定一样，这就是"青龙法"，帮助少阳正常的气机平和缓慢、畅通无阻地升起来。

（四）太阴病

通过统计整理，太阴病的特点是：

主病："太阴湿土三之气"，"太阴之上，湿土主之"，"太阴病欲解时，从亥至丑上"，"太阴常多气少血"。

主脉："弱""脉弱"。

主症："腹满而吐，食不下"或可见"下利"。

主治：四逆辈、建中汤系列。

太阴，在里，属腹、坤土也。太阴多气少血，阳多阴少，为温土，与真水相合共成水火土合德，主运化，主在一气运转中开降入里运化的过程。太阴正常的生理功能是开散坤土，潜藏阳气，使寒土转化成温土。太阴病，在里，此时正气已经不足。太阴病的异常气机常源于太阴之体不足，正常的运化功能出现问题或者是太阴坤土不能有效地开降，阳气潜藏受阻。

太阴病的主脉是"弱脉"。"弱"，从阳的角度说明阳虚，也就是说体不足，运化之力减弱。太阴病的主症是"腹满"，或少腹满或整个腹满，头为乾，腹为坤，坤土转不动了，所以"满"。阴中无阳，转动无力，在脉象中则表现出"弱"象，此时仲景先师选用的是"四逆辈"。因为仲景先师考虑到此时必须马上让阳进入坤土之中，同时让坤土散开，否则继续亏损下去，至阴之地会变得更加寒凉，所以选用了四逆汤（附子、干姜、甘草）补土下真阳之体，聚敛阳气，转动气机；如果阳气太微，几乎不动，脉接近于绝而摸不着之时，此时要用通脉四逆汤（药味不变，干姜倍剂），补体的同时加强钻入之性，增强入里之功效。这也就告诉了我们若是临证见脉弱体虚，腹部满而无法运转开来的时候，治疗一定是从"坤土之体"入手，因此，当气血之体明显不足时，要先以扶正为主，要知其阳守其阴。

四逆辈主要对应的是"坤土之真体不足"，讲的是中央戊己土之真体的不足。除此之外，仲景先师还创立了建中汤系列（即大建中汤和小建中汤）专门应对太阴脾土不足的状况。在《伤寒论》中只涉及小建中汤，大建中汤在《金匮要略》中有提及。小建中汤是桂枝汤倍白芍再加饴糖，白芍禀一身阴柔之气，养肝体，柔肝缓急，饴糖质黏性阴，由此可以看出小建中汤这个"中"偏养的是阴土（己土）之体；而大建中汤用的是人参、干姜、蜀椒三味热性药，偏阳，偏养的阳土（戊土）之体。大建中、小建中相合就是戊己土，一大一小，也就是"中"。

由上可知，在《伤寒论》中，仲景先师针对太阴病的立法是"勾螣法"，即勾陈和螣蛇。《伤寒论》中沿袭了《易经》术数的传统，即"左青龙、右白虎、前朱雀、后玄武，中央戊己土"，并以其名命名了六大立法（中央戊己土中包括勾陈和螣蛇，共六神兽，六大立法）。

（五）少阴病

通过统计整理，少阴病的特点是：

主病："少阴君火二之气"，"少阴之上，君火主之"，"少阴病欲解时，从子至寅上"，"少阴常多气少血"。

主脉："细""脉微细"。

主症："但欲寐""手足逆冷""下利"。

主治：四逆辈、真武汤。

少阴，在太阴之里，少血多气，阴少阳多，为温水，水火土合德；主收藏，藏真水和真火；为阳气流转在阴之开阖枢，司继续聚敛，潜藏阳气而为真阳。少阴病常源于真阳之体本身不足，无力聚敛；或真阴（真水）不足，聚藏转枢不够，不能感应化生真阳之体，使阳气温煦濡养不够。少阴病，部位在里，主脉是"脉微细"。当脉出现"细"象时，说明少阴之体已经不足了。少阴病的主症与睡眠关系密切，或者是睡不醒总想睡，或者是难以入睡。少阴君火，从"脉微细"上讲是体不足，一种是阴的不足，一种是阳的不足。如果是阳不足者，治以四逆辈。因为少阴属于大地，坤土生万物，故用四逆辈补真阳之体，使真阳迸发，阳生阴长。如果是阴不足、真水不足者，仲景先师选用黄连、阿胶培补、收摄真阴从而感应化生真阳之体。

在少阴病中可以看出仲景先师的立法是"玄武法"，取"玄武聚敛潜藏真阳，壮命门火"之意，玄武法可分大玄武（四逆辈）和小玄武（真武汤）。四逆汤、通脉四逆汤都可以壮命门火，也就是说基本上仲景先师只要是用上附子、干姜、桂枝的，一概都可以壮命门火，壮至阴之中的一点"真阳"，此类统统可归为"玄武法"。

真武汤证为外表有寒，故用生姜入中焦解表寒，透达开散玄府至极，然后用茯苓、白术把外散之气收下来，潜藏至土下。这也是玄武立法。学习到此，让我更加佩服仲景先师"诊疗一体化"的思维模式，真的不愧为"医圣"！

（六）厥阴病

通过统计整理，厥阴病的特点是：

主病："厥阴病欲解时，从丑至卯上"，"两阴交尽，谓之厥阴"，"厥阴之上，风木主之"，"厥阴风木初之气"，"厥阴常多血少气"。

主脉："弱、细、微"，"脉微欲绝"。

主症："厥""手足逆冷""下利"。

主治：乌梅丸。

厥阴，乃阴之极致，真阳之生，在最深层，多血少气，阴多阳少，收敛至极。厥阴主阖，司聚敛至极，其功能为闭合、凝敛阳气至极，极则变，真阳待发。厥阴病常因气机闭合不利，致气机飘散在外而不能聚至极点，使真阳无法爆发。

厥阴，真阳待发之时，表达的是厥阴风木从里向外要出未出的酝酿状态，就像一粒种子即将要从地里冒出来，破土而出，此时如同黑夜与白天的过渡一样，即在阴阳的交界线上。阴阳交接在四肢，阴经转阳经也是在四肢末，但厥阴并不能简单地理解为厥阴经，因为厥阴代表的是整个气机运转的一个阶段，厥阴经只是厥阴的体现形式之一，仅此而已，绝不可以画等号。

厥阴常多血少气，此时阳气在阴里凝聚到极致，要迸发真阳出来，即至阴之中的真阳蓄势待发。两阴交尽，谓之厥阴，此时阴极生阳，若阳气无法生出，可能是因为气机闭合不利，导致真阳的能量不足，无力爆发而飘散在外，形成外热里虚寒；也可能是因为厥阴经脉有寒气阻滞，阳气无法进入到至阴之地聚敛成真阳而散在外，使内里阴寒到极点，此时就叫"厥逆"。厥阴病的其中一个主要表现就是"厥"，即阴至极点，阴阳不能相互交接，坤土之中已经寒冰一片。厥阴病的脉象是"弱""细""微"，甚至于当阳气不能聚敛，阳虚阴寒至极时，没有阳气的鼓动，连脉都无法摸到，故而产生脉微欲绝。

厥阴病气机的整体状态是"体不足，阴阳不能交接"，仲景先师治以乌梅丸。乌梅丸里有附子、干姜、人参补体，当归守住阴，还要配合蜀椒、细辛、桂枝入于最深层进行流通。此外，厥阴病还可见"躁烦"，此乃寒伏于下，余阳浮越，故用黄连、黄柏把浮越的余阳引下来，由于前面有那么多的热药，所以不用担心此处连、柏的苦寒，可使其意（降下、收敛火气）到而不伤正。有人说，"用附子补肾阳的时候，千万不能用熟地，加了熟地就不起作用了，更不敢加黄柏"。仲景先师用实践告诉我们，只要在"气一元论"的指导下，用药对证，配伍得当，是没有问题的。将厥阴病串起来以后，我们发现，治疗厥阴病同时用了玄武法和青龙法。

从"欲解时"人道上看，太阴、少阴、厥阴都是在晚上太阳没有出来的时候向愈，因为只要是阴都是从属于大地的，它们是一体不分的，只是因为气机运转的阶段不同所以命名不同。太阴、少阴、厥阴都可症见"下利"，所以要用"玄武法"来聚阳至极，壮命门火，恢复人体的真阳；真阳生出来以后要爆发，就得用"青龙法"助真阳爆发，然后缓缓地升起来，接续一气周而复始的螺旋周期运动。因此，《伤寒论》中只要是阴的命门之火不足，真阳亏损，都是用玄武法，但是各有侧重。若是真阳无法迸发，此时要用青龙法助其升起。二法的应用关键是找到其相应的规律。

（七）总结

如此看来，张仲景秉承了传统文化对宇宙自然的认识的特点，在《伤寒论》中暗藏了六大法：青龙法、白虎法、玄武法、朱雀法、戊土（勾陈）法、己土（螣蛇）法，每一大法中又分阴阳、大小，彻底落实了"阴阳者，数之可十，推之可百，数之可千，推之可万，万之大不可胜数，然其要一也"的阴阳规律。例如，玄武跟朱雀相比，一个调外边，一个调里边，一阴一阳，这样就对应起来了。

但是临床上不会单纯表现为某一个病，大部分都是相兼出现，所以六大立法也常常是互相兼用的，这叫兵团作战。医生们一定要稳坐中军帐，掌控大局，合理调度，该派谁出去就派谁出去，要是这个思路不清楚，没有这种整体观念，那临床治疗上就会显得杂乱无章。换句话说，不用"一元"思维，若想把《伤寒论》灵活地应用到临床上是不太容易的，想要领悟中医的真谛更

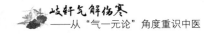

是难上加难。

通过前面的详解，真是不得不让我们对仲景先师佩服得五体投地，他所有的配伍都是那么的精妙绝伦，没有丝毫的瑕疵。仲景先师遵循着宇宙气机运动旋转的规律，将病、脉、证、治以"气一元论"为基础，完美地串联在一起，成就了中医界的瑰宝——《伤寒论》。

☯病、脉、证、治如何达到高度统一

前面我们曾提到仲景先师对病、脉、证、治的完美匹配，下面通过气解《伤寒论》中桂枝汤的立意及加减运用，具体来看一下仲景先师是怎样用"一气"完美统一病、脉、证、治的。

（一）气解桂枝汤

1.《伤寒论》中桂枝汤的相关条文

"太阳中风，阳浮而阴弱，阳浮者，热自发；阴弱者，汗自出。啬啬恶寒，淅淅恶风，翕翕发热，鼻鸣干呕者，桂枝汤主之"。（第12条）

"太阳病，头痛、发热、汗出、恶风，桂枝汤主之"。（第13条）

"太阳病，外证未解，脉浮弱者，当以汗解，宜桂枝汤"。（第42条）

2. 太阳病的气机状态

太阳病，症见"发热、汗出、鼻鸣干呕、脉浮或浮弱者"，说明太阳病阳（上、外）浮阴（下、内）弱，气机是向上、向外开散浮越的。

3. 太阳病的辨证论治

太阳中风，风善行而数变，从病因的角度讲，气机是向上、向外缓散不收的；阳浮而阴弱是关键，说明正气向上、向外较强，相对的内在则阴弱体虚。治疗时，从"一元"的角度讲，阳浮要敛阳、固护正气，阴弱要养阴、布散阴精，故太阳病整体的治疗方向当为敛阳入内、引阴外出、调和营卫，这才是桂枝汤，这样气机才能达到平衡。故由此可推断出，桂枝汤中气机的主要作用方向当为降敛，也说明了君药的主要作用当为降敛，即去皮桂枝。

4. 桂枝汤的方药组成

桂枝（去皮）三两，芍药三两，甘草（炙）二两，生姜（切）三两，大枣（擘）十二枚。

上五味，咬咀三味，以水七升，微火煮取三升，去滓，适寒温，服一升。服已须臾，啜热稀粥一升余，以助药力，温覆令一时许，遍身漐漐微似有汗者益佳；不可令如水流离，病必不除。若一服汗出病差，停后服，不必尽剂。若不汗，更服依前法。又不汗，后服小促其间，半日许令三服尽。若病重者，一日一夜服，周时观之。服一剂尽，病证犹在者，更作服，若不汗出，乃服至二三剂。禁生冷、黏滑、肉面、五辛、酒酪、臭恶等物。

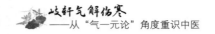

5.桂枝汤的药物尝服分析

（1）桂枝

桂枝（去皮）

【外观及含义】桂枝尖用药，桂枝皮色红。去皮桂枝即桂枝芯，取"离火之芯"的真阴之意。

【性味】味涩。

【尝服后脉象】双脉较之前沉敛，右尺充实。

【对气血的影响】重在引领气血由外向里入，由上向下降。

【靶向部位】双尺，以右尺明显。适于双寸浮越，降下不畅；或右尺浮越，出大于入，相火妄动者。

【功用】吸敛太阳之气，平降冲逆，辛温通络，引火归原，可领药直入肾间，充实肾间动气，如肾气丸（桂枝配附子）。

桂枝（不去皮）

【外观及含义】桂枝尖用药。色红，取"火"之发散之意。

【性味】味涩、微苦。

【尝服后脉象】双脉先有收敛之势，数分钟后气血活动空间上浮，脉体柔和，左脉明显，整体流通顺畅。

【对气血的影响】重在引领气血由内向外透散，由下向上升（桂枝皮本身具有挥发油，故有升散的作用），兼降下收敛（桂枝芯）。

【靶向部位】左脉。适于左脉弦紧或双寸伏下紧者，尤见左寸伏下紧者佳。

【功用】温通阳气，解肌通络。

（2）芍药

【外观及含义】质地硬，但并不沉，颜色偏白，闻味偏酸，一派"阴柔"之象。取"酸苦涌泄""收敛"之意。用药部位为根茎，纹理内挺外松，呈"轮簇状"，取"聚"之意。

【性味】味酸、苦，偏凉。

【尝服后脉象】脉体较前收敛，紧张度增高，左脉更明显。脉体变充实，右脉明显。

【对气血的影响】重在由外向内收，由上向下降。

【靶向部位】肝层，可入肝经。与炙甘草合用可补肝体。适于双脉浮越向外不收者，或寸高尺低升太过者，尤以左脉明显。

【功用】养血敛阴，柔肝止痛，平抑肝阳。

（3）甘草（炙）

【外观及含义】质坚实，轻，断面黄白色，粉性，气微，味甜而特殊。蜜炙甘草具备蜜的润滑通透之性，弥补了甘草过甜而易堵塞气机的不足。

【性味】味极甘，乃"土"之味。

【尝服后脉象】脉体充实，尤以右关尺最为明显。脉体束敛之象较明显。

【对气血的影响】重在补土中焦之体，入脾经；可向"中""一"透达；兼可将气血由外向内收敛，由上向下降沉。

【靶向部位】中土、胃气。适于右关或双脉中层（右脉为主）空、无力而不敛者。

【功用】大补中气，固护胃气，调和守"中"，缓急止痛。

（4）生姜

【外观及含义】色正黄，呈"中土"之色，味辛，断面细丝密集，呈软"毛刺"样。取"辛温发散"之意。

【性味】味辛辣，微涩。

【尝服后脉象】脉体较缓和，紧张度降低。

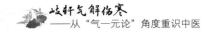

【对气血的影响】入中焦，可同时上行、下行，入膀胱经向外辛散寒气；兼可温化水饮。

【靶向部位】中焦、脾经、膀胱经。适于脉见浮紧、濡滑致运行不畅者，以右关或脉中层见紧者佳。

【功用】入中焦，辛温散寒，解表，温中化饮。

（5）大枣

【外观及含义】皮红而瓤黄，正红正黄，味甘，枣树本身带刺。取其"发散""补中"之意。

【性味】味淡、甘，柔润。

【尝服后脉象】脉体充盈，右脉明显；脉体舒缓变粗，紧张度下降，右寸有流通之势。

【对气血的影响】走中焦，偏补血，又能补营卫之气，微有升散之性。

【靶向部位】中焦，重在"调和"之意。适于右脉沉、细、敛且中层空虚或右关空虚者。

【功用】通九窍，和百药；养肺胃，益气，润心肺，生津；助诸经，补五脏。乃调和之品，非补益之味。

6. 仲景立桂枝汤之意

（1）引阳入阴

桂枝（去皮）：功能降敛，把阳往下、往里收。（君）

热稀粥：为水谷精微，能充盈脉体，敛阳守中，助药力发汗散邪。（臣）

白芍：功能酸敛阴柔，敛阳入内。（臣）

（2）引阴和阳

生姜、大枣：功能向下降，守中；然后从督脉向上升散，开

玄府，布散阴精至极以和浮阳；同时可引邪外出，防止闭门留寇。（佐）

炙甘草：补中，守中。（佐、使）

综上所述，桂枝汤的功用为阴出阳入，引阳入阴，调和肝脾，调和营卫，阴阳交感和合，加强太阳气机闭合的功能。有些人认为，桂枝汤中的桂枝入营分，向上、向外，白芍能够把卫阳敛回来，二者一个出，一个入，相互平衡。但是其实不是，这种解释对于不去皮的桂枝尚可说得通，对于去皮的桂枝就不恰当。所谓的桂枝相对深入血分，能辛散，辛散完了以后，白芍再把外边的卫阳敛回来这种说法，并不是仲景先师的桂枝汤，而是后人编的桂枝汤。比如说，若出现脉象浮大而空、无汗，外表有紧象，这种情况就可以用不去皮的桂枝，配伍麻黄、白芍加减运用，但注意临证化裁。

（二）《伤寒论》中桂枝的应用

桂枝去皮与不去皮是两味药，不可混而谈之，仲景先师的桂枝汤用的一定是去皮桂枝，下面详细分析仲景先师是如何使用桂枝的。

1. 对桂枝（去皮）的应用

"太阳病，项背强几几，反汗出恶风者，桂枝加葛根汤主之。葛根四两，麻黄（去节）三两，芍药二两，生姜（切）三两，甘草（炙）二两，大枣（擘）十二枚，桂枝（去皮）二两。上七味，以水一斗，先煮麻黄、葛根，减二升，去上沫，内诸药，煮取三升，去滓，温服一升。覆取微似汗，不须啜粥，余如桂枝法将息及禁忌"。（第14条）

【解析】"太阳病……反汗出恶风者"说明此条为桂枝汤证，气机向外浮越。"项背强几几"说明气血束敛，上、下、内、外通行不畅。仲景先师治以葛根、麻黄宣散气血，畅通气血运行的通路；桂枝汤敛阳入阴。方中葛根可引阴精由尺入寸，助麻黄等药入寸散邪，再以阴精和阳助桂枝敛降入里，使阳气回归原位。

"喘家，作桂枝汤，加厚朴、杏子佳"。（第18条）

【解析】"喘家"乃肾不纳气、肺气上逆，右脉应呈上盛下虚之象。方药中桂枝、白芍是敛左脉的，可以把外边的卫阳敛下来；杏仁和厚朴是降右脉的。其中桂枝可引药直入肾间固护肾间动气，增强纳气之功效。

"太阳病，发汗，遂漏不止，其人恶风，小便难，四肢微急，难以屈伸者，桂枝加附子汤主之。桂枝（去皮）三两，芍药（三两），甘草（炙）三两，生姜（切）三两，大枣（擘）十二枚，附子（炮，去皮，破八片）一枚。上六味，以水七升，煮取三升，去滓，温服一升。本云桂枝汤，今加附子，将息如前法"。（第20条）

【解析】"太阳病，发汗"乃桂枝汤证。"小便难，四肢微急，难以屈伸者"说明里阳不足，气化不利。方中桂枝降下收敛，可引附子直入肾间固护肾间动气，引火归原，温阳通里散邪。

"太阳病，下之后，脉促（一作纵）、胸满者，桂枝去芍药汤主之。桂枝（去皮）三两，甘草（炙）二两，生姜（切）三两，大枣（擘）十二枚。上四味，以水七升，煮取三升，去滓，温服一升。本云桂枝汤，今去芍药，将息如前法"。（第21条）

【解析】"太阳病，下之后，脉促"说明太阳病在攻下误治后，患者出现脉促，此时邪入里而正气郁。"脉促、胸满者"说明气血来势很急，气机要向上运行但不顺畅。方中桂枝、白芍都为敛降之药，但桂枝偏温性，可敛阳入阴；白芍偏凉性，会加重泄下之势；生姜则由中焦向外透邪。本方既要敛阳气入命门而固护正气，又要防止闭门留寇而伤正，故去白芍。

"服桂枝汤，或下之，仍头项强痛、翕翕发热、无汗、心下满微痛、小便不利者，桂枝去桂加茯苓白术汤主之。芍药三两，甘草（炙）二两，生姜（切）、白术、茯苓各三两，大枣（擘）十二枚。上六味，以水八升，煮取三升，去滓，温服一升，小便利则愈。本云桂枝汤，今去桂枝，加茯苓、白术"。（第28条）

【解析】"服桂枝汤，或下之"，"仍头项强痛、翕翕发热、无汗、心下满微痛"，"小便不利者"都说明气机本是收敛、降下异常，用桂枝汤或下法误治后，邪气阻滞心下，致体内水液气化不利，代谢失常。故用桂枝汤去桂枝，保留其布散阴精、发散邪气之功，加茯苓、白术增强化散水湿及利腰脐气血之效。全方共起祛邪扶正，通利水道的作用。

2. 桂枝（去皮）的适应证和禁忌证

"太阳病，下之后，其气上冲者，可与桂枝汤，方用前法；若不上冲者，不得与之"。（第15条）本条说明桂枝汤主要针对的是向上的异常气机，可平降冲逆。

"太阳病三日，已发汗，若吐、若下、若温针，仍不解者，此为坏病，桂枝不中与之也，观其脉证，知犯何逆，随证治之。桂枝本为解肌，若其人脉浮紧，发热汗不出者，不可与之也。常须识此，勿令误也"。（第16条）本条说明若气机被束敛不能升散者，不能用桂枝。这也说明桂枝（去皮）是起到降敛作用的。

"若酒客病，不可与桂枝汤，得之则呕，以酒客不喜甘故也"。（第17条）酒客者，体内多湿热，若强行敛阳入内，则会导致湿热与阳相搏结，敛降不得通路，气机浮越，最终热迫血妄行，可能导致咳血等。

3.对桂枝（不去皮）的应用

"太阳病，外证未除而数下之，遂协热而利，利下不止，心下痞硬，表里不解者，桂枝人参汤主之。桂枝四两，甘草（炙）四两，白术三两，人参三两，干姜三两。上五味，以水九升，先煮四味，取五升；内桂，更煮取三升，去滓。温服一升，日再，夜一服"。（第163条）

【解析】本条中"太阳病，外证未除而数下之"，"协热而利，利下不止"，"心下痞硬、表里不解"，都表明气机的状态为束敛向下。从"一元"的角度出发，应治以向上升散透表，同时注意保护正气。此中桂枝用的是不去皮者，而且后下（煎煮时间短，解表性强），重用其透表之寒气，解外证之功效。

综上所述，桂枝（去皮）与桂枝（不去皮）的应用是截然不同的，而我们在学习时从来不分桂枝是否去皮。临床上桂枝既能治感冒，又能补肾气，还能止汗，但桂枝到底是怎么回事，没有人能讲清。学习了这么多年，就一个桂枝汤都很少有人研究清桂枝去皮与不去皮的区别，若始终将不去皮的桂枝用在仲景先师的桂枝汤中，临床效果就会大打折扣。

还有一点就是，人们在解桂枝汤的时候，往往会忽略粥。如果忽略了粥，桂枝汤是理解不透的，如同盯着桂枝、白芍而忽略生姜，同样也是理解不透的。当然有的时候大枣和甘草或许可以忽略一下，但是生姜和热稀粥是万不可忽略的。

经过尝服桂枝汤后啜热稀粥和没有啜热稀粥，发现二者的脉象是有显著区别的。未喝粥的脉象的表现是双脉上浮，弛张在外，脉第 3～5 层空虚；喝粥的脉象的表现是双脉均有收敛之势，脉体冲滑柔和。由此可以证明，粥的热气可以助桂枝汤育养、升散阴精，从而补其阴弱；同时又能以其自身的谷气坐镇中土，合住浮越在外之火气，使其向内收敛，从而治其阳浮。

总之，仲景先师所组的方子中的每一味药、每一个步骤都不可以忽略，这些药物之间的配伍组合天衣无缝、缺一不可。通过整部《伤寒论》可以看出，仲景先师无论是在理论上还是实践上都紧紧地扣住了"守一元而法阴阳"这一中医辨证思维的灵魂。

☯中医临床定位与《伤寒论》的联系——四诊合参

中医是源于生活而融于生活的，它传承了传统的中华文化。真正的中医四诊是古人在这种文化底蕴上通过观察自然而总结出的探查人体的方法，即"仰观天文，俯察地理，远取诸物，近取诸身"的"象"思维模式，具有"形气神合一""取象比类、比类取象"的特点。中医四诊是"一"而非"四"，因为他们所表达的规律是一致的，只是表现形式不同而已。另外，我们还要强调一点，《伤寒论》中讲述的是"病脉证治"，而非只是"方证（症）"，非简单地以证（症）对方，一概而论。临床上每一个方证之间都是以"气一元论"为依托，通过四诊合参采集疾病信息，进行准确的临床诊断（定位、定性、定因、定法），最终落实到"人体气血在什么地方以什么样的速度和节律做着怎样的运动"这一诊断基础上，从而展开治疗，并总结出规律，以"象"

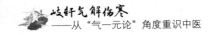

的形式流传下来。因此，我们要站在天道、地道、人道不同的角度上，通过"象"来研究《伤寒论》背后隐藏的气机状态，透过现象，站在"一元"的高度上解析出《伤寒论》真正的内在本质。

☯ 气解《伤寒论》的常用方剂

通过尝服中药，观察药物的性味归经及作用靶向，结合《伤寒论》原文中所体现的气机状态，站在"一元之气"正常运转和落实到人体上所体现的正常生理功能的高度，去解读各种药物配伍的用意、方剂的气机运行方向，以及相关炮制、煎煮和服用方法要点等。下面举《伤寒论》中的一些代表方剂，由药入手解读方剂，与证相应，解读方与证之间"一气"的内在联系，理解学习仲景先师的诊疗思路和立方本意。

（一）气解白虎汤

1.《伤寒论》中白虎汤的相关条文

"伤寒脉浮滑，此以表有热、里有寒，白虎汤主之"。（第176条）

"伤寒脉滑而厥者，里有热，白虎汤主之"。（第350条）

"三阳合病，腹满、身重，难以转侧，口不仁、面垢、谵语、遗尿。发汗，则谵语；下之，则额上生汗、手足逆冷；若自汗出者，白虎汤主之"。（第219条）

2. 白虎汤的方药组成

知母六两，石膏一斤（碎），甘草（炙）二两，粳米六合。

上四味，以水一斗，煮米熟，汤成去滓，温服一升，日三服。

3. 白虎汤的药物尝服分析

（1）知母

【外观及含义】知母禀天地至阴之气，质地轻柔，像"肺之体"一样入于肺，透达皮毛而下行，有"轻清疏透"之意，有光泽度，清透光亮，具有"阳中之阴"的真阴之象。知母皮外有毛，肉厚皮黄，有知母肉和毛知母之分。毛知母有一定的向外透散的力量；知母肉则偏重于补体，兼得"土气"。

【性味】气味俱厚，味苦中微甘。

【尝服后脉象】双脉脉势下沉，尺部较前滑利。右脉膈高较前下降，尺部浮起有力，起伏较之前平缓。

【对气血的影响】由外向内收敛，由上向下降。

【靶向部位】右脉，右寸。适于脉大而弛张或浮盛者，以右脉为主，左脉见之可酌用。

【功用】养真阴，收摄真阳，清浮游之相火，泻无根之肾火，疗有汗之骨蒸，止虚劳之阳盛，滋化源之阴生。

（2）石膏

【外观及含义】色白，质沉，具有降沉之气，阴也；呈晶状体，有清晰的丝状纹理，具有有水气、阴柔之气，通透之性也，称之为"辛味"。

【性味】味微腥、淡、辛。

91

【尝服后脉象】双脉较前沉、微敛、舒缓，右脉较左脉沉、粗大，右关尺充实。

【对气血的影响】使气机由外向内入，由上向下降；亦可通透疏散，辛散向外。

【靶向部位】脉见浮滑流利或洪大有力，紧张度高，有涌动之势。适于热病者。

【功效】既可解表，也可入里清热泻火，张锡纯评价石膏"大凡热病，放胆用之，直胜金丹"。清热降火之功乃缓柔降泻，非苦寒直折，避免冰伏气机。

（3）甘草（炙）

【外观及含义】质坚实，轻，断面黄白色，粉性，气微，味甜而特殊。蜜制甘草具备蜜的润滑通透之性，弥补了甘草过甜而易堵塞气机的不足。

【性味】味极甘，乃"土"之味。

【尝服后脉象】脉体充实，尤以右关尺最为明显。脉体束敛之象较明显。

【对气血的影响】重在补土中焦之体，入脾经；可向"中""一"透达；兼可将气血由外向内收敛，由上向下降沉。

【靶向部位】中土、胃气。适于右关或双脉中层（右脉为主）空、无力而不敛者。

【功用】大补中气，固护胃气，调和守"中"，缓急止痛。

（4）粳米

【外观及含义】粳米为人常食之米，为五谷之长，又称大米，禀谷气，土气极厚，可滋养万物。一般呈椭圆形颗粒状，较圆胖，半透明，表面光亮，腹白度较小，禀"阴柔"之气。

【性味】闻之香（五谷之香），味淡、甘，性平。

【尝服后脉象】双脉沉降入里，后微向上升散；脉体舒缓柔和、充实有力，右脉明显；双关冲滑和缓。

【对气血的影响】补双关之体，气阴双补，使气血由外向内入，由上向下降，兼向外、向上升散。

【靶向部位】双关和整体右脉。适于双关空虚无力或右脉沉浊不清者。

【功用】和中补体，固护胃气，起阴气；其为谷类，有滋养万物之性。

4. 解析白虎汤条文

白虎汤，主病在阳明。通过前面的论述我们知道，阳明病主要病在降敛入里的功能不能正常发挥。即阳气或者不能入里，呈现在上、在外的蓬勃之势；或入里遇到阻力而热结于里，入阴分，成气血躁动之势。我们根据"气一元论"，详细解析白虎汤的相关条文，进一步理解仲景先师的本意。

"伤寒脉浮滑，此以表有热、里有寒，白虎汤主之"。（第176 条）

【解析】"脉浮滑，此以表有热"，此为气机向上、向外，热在外不入里之象。"里有寒"，说明此时的寒是里面阳气不足而成的虚寒，会伤胃气。白虎汤中石膏走表，配知母，能退皮肤、在表的热，先将表热敛降，然后用炙甘草和粳米把胃气固护住，热入于里自然就会解除里寒。这里除了要辨清热的病机是什么，还要考虑里寒从哪里来。由此可以看出白虎汤可以清在上、在外之热，热降气平。

"伤寒脉滑而厥者，里有热，白虎汤主之"。（第350 条）

【解析】"伤寒脉滑而厥者"是指手脚冰凉、脉滑，说明热结于里，阳气继续敛降入里受阻，内里阴寒过盛而成厥。此时选用白虎汤，以敛阳入里为主气机方向，但由于气机受阻易造成郁而不通之势，这也体现出白虎汤立方之巧妙。因为我们在尝服知母时，虽然最终的表现为沉降，但是过程中有浮起之势，有疏散通透的作用，石膏也有舒缓之性，粳米亦兼有升散之性，石膏、知母、粳米入里疏散结点，透散郁结气机，然后再敛阳沉降入里就会事半功倍。所以白虎汤不仅可入里清泻里热，还具疏散清热之性，清散内结的里热，敛降气机入于土下。

白虎汤，里热、表热都能用。温病在上焦的、下焦的，气机不能降敛入里的，用白虎汤治疗也都可以。张锡纯对石膏的评价非常到位。针对热象来说，石膏比黄芩、黄连、黄柏这些苦寒药都要好，当然如果还有湿气或黏浊时就另当别论。

"三阳合病，腹满、身重，难以转侧，口不仁、面垢、谵语、遗尿。发汗，则谵语；下之，则额上生汗、手足逆冷；若自汗出者，白虎汤主之"。（第219条）

【解析】"三阳合病"说明有表证存在。"腹满、身重"说明为阳明证。"口不仁、面垢、谵语、遗尿"是指体内有火热，表里俱热所致。"发汗，则谵语"说明气机是向上、向外的，此时用汗法就会火冒三丈，加重火势，损伤体内津液，故不能用汗法。"下之，则额上生汗、手足逆冷"说明此时还没有到腹中有燥粪且硬的地步，如果用下法就会转为阴证，出现手足逆冷。"若自汗出"说明有表证，多可能是风热，不会是风寒，此时若气机是缓纵在外，合机不利者可以用白虎汤；若是不汗出，毛孔关闭，说明体内有寒，开机不利，治疗要开散，此时不宜用白虎汤。这也说明了兼太阳病时用白虎汤的前提必须是"自汗出"。所以临床应用时一定要遵循"气一元论"的道理进行辨证施治。

同理可释"伤寒脉浮、发热、无汗，其表不解，不可与白虎汤。渴欲饮水，无表证者，白虎加人参汤主之"。（第 170 条）

5. 仲景立白虎汤之意

结合对《伤寒论》中原文的分析和白虎汤的药物尝服分析，我们来重识一下仲景先师对白虎汤的立方本意。

石膏：气机向下、向里，舒缓柔和，清热降火。（君）

知母：由外向内收敛气机，养真阴，收摄真阳；由外向下降气，滋补肺肾之阴，充盈内在气机。（臣）

甘草：守中，调和诸药。（佐使）

粳米：为谷气、土气，和中补体，固护胃气，起阴气；敛阳入阴，能和降峻猛之力；得石膏、知母而成温润的湿土，生机无限，合化他物力量增强。（佐使）

全方禀阴柔之性、禀水气，敛降火气入于土下，温煦水土，使水火土合德。全方取"降敛、镇压"之意，助阳明之气运行，以"中"为核心立意组方。

如此，在以后的临床用药中，我们就能遵循仲景的本意，在明确清晰的指导方向下进行辨证组方，做到药到病除。

（二）气解当归四逆汤

1.《伤寒论》中当归四逆汤的相关条文

"手足厥寒，脉细欲绝者，当归四逆汤主之"。（第 351 条）

"若其人内有久寒者，宜当归四逆加吴茱萸生姜汤"。（第 352 条）

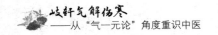

2.当归四逆汤的方药组成

当归三两，桂枝（去皮）三两，芍药三两，细辛三两，甘草（炙）二两，通草二两，大枣（擘）二十五枚。

上七味，以水八升，煮取三升，去滓，温服一升，日三服。

3.当归四逆汤的药物尝服分析

（1）当归

【外观及含义】根入药。当归呈圆柱状，分枝，有多条肉质须根，有浓郁香气，"通"性明显；茎直立，绿白色或带紫色，有纵深沟纹，光滑无毛。柴性大、干枯无油或断面呈绿褐色者不可供药用，取油腻、润、黄棕色者入药，乃"温补""入血分"之意。

【性味】气重，味甘、辛、微苦，温润，有"辛温通络"之用。

【尝服后脉象】右尺及尺下气机流畅活跃，右尺脉体充滑充实。

【对气血的影响】补充右尺之体，偏于补血。使气机由上向下降，引火归原，流通右尺。

【靶向部位】右尺及尺下。适于右尺空虚或兼瘀阻不通者。

【功用】活血补血不留瘀，温通经脉，引火归原。

（2）桂枝（去皮）

【外观及含义】桂枝尖用药，桂枝皮色红。去皮桂枝即桂枝芯，取"离火之芯"的真阴之意。

【性味】味涩。

【尝服后脉象】双脉较之前沉敛，右尺充实。

96

【对气血的影响】重在引领气血由外向里入，由上向下降。

【靶向部位】双尺，以右尺明显。适于双寸浮越，降下不畅；或右尺浮越，出大于入，相火妄动者。

【功用】吸敛太阳之气，平降冲逆，辛温通络；引火归原，可领药直入肾间，充实肾间动气，如肾气丸（桂枝配附子）。

（3）芍药

【外观及含义】质地硬，但并不沉，颜色偏白，闻味偏酸，一派"阴柔"之象。取"酸苦涌泄""收敛"之意。用药部位为根茎，纹理内挺外松，呈"轮簇状"，取"聚"之意。

【性味】味酸、苦，偏凉。

【尝服后脉象】脉体较前收敛，紧张度增高，左脉更明显。脉体变充实，右脉明显。

【对气血的影响】重在由外向内收，由上向下降。

【靶向部位】肝层，可入肝经。与炙甘草合用可补肝体。适于双脉浮越向外不收者，或寸高尺低升太过者，尤以左脉明显。

【功用】养血敛阴，柔肝止痛，平抑肝阳。

（4）细辛

【外观及含义】禀春升木气以生，其根甚细，其味甚辛，轻清柔劲，端直修长，性温而气厚于味，清轻上浮，"升"之意也，阳中阴也。

【性味】口感极麻，味辛细，取"感应少阴、厥阴"之意，且"辛能致润"，其气有"有缝就钻"之感；微苦。

【尝服后脉象】左寸脉升起，整体首先见弦长之木象，且右脉先沉敛，后浮起充滑，右关尺充滑非常明显。

【对气血的影响】气机可由外向内入（少阴），然后由深层向上（见于双寸，以左寸明显）、向外升散。

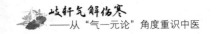

【靶向部位】少阴。适于左右脉沉而不起者，尤以左寸为主者。

【功用】辛润通络，清少阴之邪，可使津液血气流通内外，化阴邪为阴津。

（5）甘草（炙）

【外观及含义】质坚实，轻，断面黄白色，粉性，气微，味甜而特殊。蜜制甘草具备蜜的润滑通透之性，弥补了甘草过甜而易堵塞气机的不足。

【性味】味极甘，乃"土"之味。

【尝服后脉象】脉体充实，尤以右关尺最为明显。脉体束敛之象较明显。

【对气血的影响】重在补土中焦之体，入脾经；可向"中""一"透达；兼可将气血由外向内收敛，由上向下降沉。

【靶向部位】中土、胃气。适于右关或双脉中层（右脉为主）空、无力而不敛者。

【功用】大补中气，固护胃气，调和守"中"，缓急止痛。

（6）通草

【外观及含义】草类藤蔓，圆柱形，质地疏松、通透、轻软，故有"升"之意；有微细孔，两头皆通，取其"通、透"之意；通体色白，气寒，有"降"之意也。

【性味】味淡，微苦。

【尝服后脉象】中气充实，双寸脉微伏下，双关冲滑，不久后寸尺平直，觉周身充实。

【对气血的影响】以"通透"为主，通透于无形之中，气血上下内外通透、流畅、和缓、共振，但并无泻的作用。

【靶向部位】通达三焦元气、腠理、膜原。适于左寸或右寸、关浮大不降者，或右尺弦实有力而不能上通者。

【功用】沟通上下内外，通行元气，透达腠理、膜原，通行经络，调畅营卫。

（7）大枣

【外观及含义】皮红而瓤黄，正红正黄，味甘，枣树本身带刺。取其"发散""补中"之意。

【性味】味淡、甘，柔润。

【尝服后脉象】脉体充盈，右脉明显；脉体舒缓变粗，紧张度下降，右寸有流通之势。

【对气血的影响】走中焦，偏补血，又能补营卫之气，微有升散之性。

【靶向部位】中焦，重在"调和"之意。适于右脉沉、细、敛且中层空虚或右关空虚者。

【功用】通九窍，和百药；养肺胃，益气，润心肺，生津；助诸经，补五脏。乃调和之品，非补益之味。

4. 解析当归四逆汤条文

当归四逆汤，主病在厥阴。通过前面的论述我们知道厥阴病主要病在厥阴闭合的功能不能正常发挥，无法聚敛成真阳。即阳气不能聚敛闭合而在上、在外浮散形成外热里寒之势；或聚敛遇到阻力（如厥阴经寒），阳气无法进入到至阴之地（最深层）聚敛成真阳而散在外，使内里阴寒到极点之势。我们根据"气一元论"，详细解析当归四逆汤的相关条文，进一步理解仲景先师的本意。

"手足厥寒，脉细欲绝者，当归四逆汤主之"。（第 351 条）

【解析】从脉象上看，本病有个非常典型的特征——"细"，说明此时患者的气血之体不充足，且已经到了要绝的地步了。由此可以看出，本证中的关键点在于"脉细"而非"寒"，也就是说这里的"手足厥寒"是由于"脉细"造成的。"脉细"为束敛之象；血承载气，共主濡之，若血不足且血脉流通不畅，甚至无力流通，此时好发"厥逆"，厥后血脉更不通，气血无力温煦、濡养四肢末端，故而"手足厥寒"。此与四逆汤中阳虚欲绝而致的"寒厥"是两个完全不同的概念，这一点必须严格区分开，这也是当归四逆汤的君药是当归而不是桂枝的原因。

血之体严重不足，"血为气之母，气为血之帅"，导致阳气不能正常流转且真阳化生不足，所以仲景先师在组合当归四逆汤时重在补充至阴之地的阴血（精），所以方中并无附子、干姜之类专门驱寒的药，甚至连生姜都没有，这也说明仲景先师的治疗目标其实是在体。理解了这一点以后，在临床用药中就容易读懂仲景先师的用意，对掌控病情的发展和预后亦有极大的帮助。

"若其人内有久寒者，宜当归四逆加吴茱萸生姜汤"。（第352条）

【解析】从这一条可以看出上条中是没有"久寒"的，即使有寒也是"客寒"，并不需要太热的药，在用桂枝、细辛辛润通络的同时就可化散。但是"内有久寒者"就不一样了，此时气机被束敛，阳气聚敛向内收时阻力大，再加上血之体本身的不足，血脉流通不开，终至久寒阻碍，阳气无法聚到极致而成真阳。这时治疗上就必须兼顾驱寒，加上吴茱萸、生姜，以及用清酒煎煮以增强驱寒的力量。所以，从这个角度来讲，当归四逆汤主要是治疗血虚严重，血脉无力流通或兼厥阴经受寒，阳气行至厥阴闭合不畅者，并不是专门用以驱寒的。

另外一点，此中的桂枝一定是去皮桂枝，在桂枝汤中已经详细论述了桂枝去皮与不去皮的区别。此中用去皮桂枝重在取其"吸敛太阳浮越之气后入到深层，流通血脉"之意。卫气出于下焦，与元气相表里，去皮桂枝吸敛阳气入于阴分凝聚成真阳，且能流通补充上来的阴血，通行血脉而不阻滞，感应元气，化生元气，再加入通草则能通达三焦，使气机转入少阳升散开来，温养布散至全身。

临床上本方是经典方，当明白其法理以后就可以灵活的运用。临床上见到脉非常细的时候就必须用细辛往里引，这样才能流通开，若见到脉细而无力，则既有血虚而又有瘀阻，此时要用当归四逆汤来辨证。

如此解读，我们才算体会到了一部分仲景先师的当归四逆汤。仲景先师的每一个经方都药味少，药量大，有的放矢，目的明确，药力直达病所，组方霸道而又精准。

5. 仲景立当归四逆汤之意

结合对《伤寒论》中原文的分析和当归四逆汤的药物尝服分析，我们来重识一下仲景先师对当归四逆汤的立方本意。

当归：降下入里，补血活血不留瘀，辛温通络。（君）

桂枝（去皮）、细辛、通草：降敛入里，辛温通络，养血而不滞。（臣）

通草：通达三焦、腠理、膜原，可将补充上来的气血向上、向外通行全身，恢复元气运行。（佐使）

大枣：助君臣药健脾益气血，调和桂枝、细辛之辛燥之性。（佐使）

白芍：酸收入里，与炙甘草合养肝体，助君臣养血及降敛之功。（佐使）

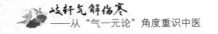

甘草（炙）：和中，调和诸药，与芍药合养肝体。（使）

全方以细辛为引经药，引诸药钻入至阴之处，配伍他药，功能引气入里，补养阴血之体，辛温通络，养血而不留滞，行气而不伤阴，气血相合，神清脉复；同时取"玄武补真阴真阳之体"，"青龙转枢阳气，沟通阴阳"之意，助厥阴之功能正常运转。

（三）气解真武汤

1.《伤寒论》中真武汤的相关条文

"太阳病发汗，汗出不解，其人仍发热，心下悸、头眩、身瞤动，振振欲擗地者，真武汤主之"。（第82条）

"少阴病，二三日不已，至四五日，腹痛、小便不利，四肢沉重疼痛，自下利者，此为有水气。其人或咳，或小便利，或下利，或呕者，真武汤主之"。（第316条）

2.真武汤的方药组成

茯苓、芍药、生姜（切）各三两，白术二两，附子（炮，去皮，破八片）一枚。

上五味，以水八升，煮取三升，去滓。温服七合，日三服。

3.真武汤的药物尝服分析

（1）茯苓

【外观及含义】为多种菌科寄生植物的菌核，多寄生于松科植物的树根上。质重、色白、质坚，"金"之象也；抱松根而生，得"木土"之气最厚，亦有"息息归根"之意。

【性味】味甘、淡、香。

【尝服后脉象】整个脉都有向下降的趋势，右脉整体冲滑、流利、活跃，双尺充实有力。

【对气血的影响】气血由上向下降（入右尺），由外向内入，略补。

【靶向部位】右脉，右尺。适于右脉寸高尺低，关、尺滞，向下降不畅者。

【功用】上通心气，枢转中焦，引心气下归丹田，以降为主；利小便，伐肾邪，通腰脐之血。

（2）芍药

【外观及含义】质地硬，但并不沉，颜色偏白，闻味偏酸，一派"阴柔"之象。取"酸苦涌泄""收敛"之意。用药部位为根茎，纹理内挺外松，呈"轮簇状"，取"聚"之意。

【性味】味酸、苦，偏凉。

【尝服后脉象】脉体较前收敛，紧张度增高，左脉更明显。脉体变充实，右脉明显。

【对气血的影响】重在由外向内收，由上向下降。

【靶向部位】肝层，可入肝经。与炙甘草合用可补肝体。适于双脉浮越向外不收者，或寸高尺低升太过者，尤以左脉明显。

【功用】养血敛阴，柔肝止痛，平抑肝阳。

（3）生姜

【外观及含义】色正黄，呈"中土"之色，味辛，断面细丝密集，呈软"毛刺"样。取"辛温发散"之意。

【性味】味辛辣，微涩。

【尝服后脉象】脉体较缓和，紧张度降低。

【对气血的影响】入中焦，可同时上行、下行，入膀胱经向外辛散寒气；兼可温化水饮。

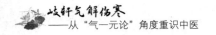

【靶向部位】中焦、脾经、膀胱经。适于脉见浮紧、濡滑致运行不畅者，以右关或脉中层见紧者佳。

【功用】入中焦，辛温散寒，解表，温中化饮。

（4）白术

【外观及含义】质沉重而坚，可入阴分；中有孔，有"阴中有阳"之象；气香而燥，味甘，可补气。生白术带有水滑之气。

【性味】味甘、淡、微苦，气香。

【尝服后脉象】双尺脉充实。双脉脉势沉、降、敛，右脉向下的流通性增强，左脉向上的流通感明显，多服则左脉浮起有力明显。右尺服用前软而不聚之脉，服用后会现聚敛之感。

【对气血的影响】补右关、尺之体，偏于补气；使气血由上向下降，由外向内收。

【靶向部位】右脉，右关、尺。适于右关无力者，右关虚大不敛者可多用；右脉从寸向尺流动无力者，右尺无力或软涩者可重用。

【功用】利水道，有除湿之功；量大能入腰腹，重镇元阳、虚阳回命门，利腰脐之气血；可补气，少用入中焦而健脾。

（5）附子

附子（炮，去皮）

【外观及含义】附子乃乌头之子，附乌头而生，别具"生"意。其形重而质坚，"至阴"之象也；其性味大辛大热，"至阳"之气也。附子阴中有阳，阳中有阴。其体具阴象，而能下行入丹田；其气至阳，故可主四肢厥逆。

【性味】闻之辛味厚重，有"凝聚"之感；尝之香、微苦、润、麻、微腥、微涩。有大毒。

【尝服后脉象】双脉沉细，脉体柔和，出入阻力减小，右脉起伏平缓；之后右脉有浮起之势，脉体柔和充实。双脉充实流畅，右脉第3、4层冲滑流畅，双尺有力，右尺明显。

【对气血的影响】由外向内入（深层），由上向下降（右尺），偏守而不走。

【靶向部位】少阴，右尺。适于左右脉沉迟无力，右尺虚大及脉浮大欲散者。

【功用】壮命门火，补阳之体（即真阳），助阳之用，化深层寒邪，沟通心肾。

【注意】有大毒。

附子（炮，不去皮）

【外观及含义】附子乃乌头之子，附乌头而生，别具"生"意。其形重而质坚，"至阴"之象也；其性味大辛大热，"至阳"之气也。附子阴中有阳，阳中有阴。其体具阴象，而能下行入丹田；其气至阳，故可主四肢厥逆。皮者，散也，故不去皮附子的辛散之性较去皮附子更明显，而"守而不走"的力量较去皮附子要弱。

【性味】闻之辛味厚重，有"凝聚"之感；尝之味淡、微苦、微涩、微咸。性温，有大毒。

【尝服后脉象】双寸浮起，以左寸明显；之后左脉较右脉浮大有力，右脉伏下充实有力；最终双脉皆充实、流畅。

【对气血的影响】由外向内入（深层），由上向下降（右尺），兼有升散之性，收中有散。

【靶向部位】少阴，右尺。适于左右脉沉迟无力，右尺虚大及脉浮大欲散者。

【功用】壮命门火，补阳之体（即真阳），助阳之用，化深层寒邪，沟通心肾。

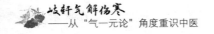

【注意】有大毒。

4. 解析真武汤条文

真武汤，主病在少阴。通过前面的论述我们知道，少阴病主要病在阳气向深层潜藏的不足，少阴真阳之体不足，阳气在阴之转枢的功能不能正常发挥。即内在阳气不足，无力继续向至阴之地转枢，而使阴分寒化；或者阴精（水）不足，无法和阳，使阳气在阴无法转枢，而致热化。我们根据"气一元论"，详细解析真武汤的相关条文，进一步理解仲景先师的本意。

"太阳病发汗，汗出不解，其人仍发热，心下悸、头眩、身瞤动，振振欲擗地者，真武汤主之"。（第82条）

【解析】"太阳病发汗，汗出不解，其人仍发热"说明此时的气机是向上、向外的。"头眩"亦说明气机向上。"心下悸、身瞤动、振振欲擗地"说明里虚，病已转为阴证。这段条文说明太阳病上升过度，外散过度，导致里虚、土下阳气不足者，皆可用真武汤主之。临床遇见热象，要注意分真假，辨虚实。本证是里空阳虚而致的真寒假热，若是贸然去火，以寒药治热，则会造成里更虚、更寒，阴寒内盛，直伤人命。

"少阴病，二三日不已，至四五日，腹痛，小便不利，四肢沉重疼痛，自下利者，此为有水气。其人或咳，或小便利，或下利，或呕者，真武汤主之"。（第316条）

【解析】"少阴病……腹痛，小便不利，四肢沉重疼痛"说明下焦阳气虚，有寒，为阴证。"小便不利……自下利者，此为有水气"说明有水气停留在下焦。本条表示的是，当中下焦阳气不足，阳虚水泛，而致寒化，寒、水共存者，真武汤主之，功能敛阳入里，培补真阳，化水饮散寒。"或然症"可先不予考虑分析。

5.真武汤的方意

结合对《伤寒论》中原文的分析和真武汤的药物尝服分析，我们来重识一下仲景先师对真武汤的立方本意。

制附子（去皮）：引气下行，壮命门火，补真阳之体。（君）

茯苓、白术：助君药引气下行入于太阴土下，可健脾气，固守中土，行化水气，同时还可以行腰脐间气血，补而不滞。（臣）

芍药：酸敛助君药引气入里，其阴柔之气既可缓急柔筋又可制附子燥烈之性，使整体收而不散。（佐使）

生姜：既可引气下行入中焦，化水饮，布散阴津；又可向外、向上升散，散寒，散阴精，补虚不留邪；亦可开玄府，通下焦元气，助阳气潜藏。（佐使）

全方敛气入里，壮命门火，健脾温肾，化湿利水，祛邪扶正，取玄武"聚敛阳气，补充真阳之体，温煦寒土"之意，使阳气在阴能够正常转枢。在这里要单独提出生姜这味药，以便让大家对它从根本上重视起来。原文第82条指出，本为伤寒发汗太过，此时既要考虑到感冒还没有完全消退，又必须得把正气补上来，所以加点生姜防止寒邪入里。还有第316条指出，或者由于火热在土上，易生水湿；或者由于中土以下亏虚，脾虚失运，水饮内生；或者由于肾阳不足，气化不足，摄水无权，水饮泛滥而致水饮内盛。此时要找一个能入里化水气而又不至于辛散太过的药，就是生姜。所以，生姜在这里很重要。如果用干姜代替生姜，就会发现效果不理想。因为若是里有寒，可以用干姜，若是已经内生水气了，就得用生姜化水饮。生姜不仅能解表散寒，还可以开腠理（玄府），助阳气潜藏入里、入下焦（玄府与下焦相

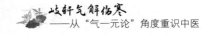

通，可视为一体），这样才能壮命门火。所以说无论是从化水饮的角度，还是从开玄府的角度上，都凸显出生姜在真武汤证中的重要性，故临床应用时绝不可擅自更改或消减用量。

（四）气解半夏泻心汤

1.《伤寒论》中半夏泻心汤的相关条文

"伤寒五六日，呕而发热者，柴胡汤证具，而以他药下之，柴胡证仍在者，复与柴胡汤。此虽已下之，不为逆，必蒸蒸而振，却发热汗出而解。若心下满而硬痛者，此为结胸也，大陷胸汤主之；但满而不痛者，此为痞，柴胡不中与之，宜半夏泻心汤"。（第149条）

2.半夏泻心汤的方药组成

半夏（洗）半升，黄芩、干姜、人参、甘草（炙）各三两，黄连一两，大枣（擘）十二枚。

上七味，以水一斗，煮取六升，去滓；再煎取三升，温服一升，日三服。

3.半夏泻心汤的药物尝服分析

（1）半夏

生旱半夏（洗）

【外观及含义】天南星科半夏属植物半夏的干燥块茎（也是常说的旱半夏）。呈类圆形，色青白或浅黄色，质坚实，"收聚"之象较明显。周围密布棕色凹点状根痕，下端钝圆较光滑，根深，有"入里，向外透散圆润的阴精"之意。半夏正在夏至前后的时候生长最茂盛，禀夏至一阴初升之气，取阴盛而欲开，阳长至极而欲阖的"阴出阳入"双旋之意，乃阴阳开阖之机，先升后降。

【性味】气味俱薄，闻之有淡酸味；尝服味淡；温润，体滑性燥；禀阳明燥金之气化，沉而降。

【尝服后脉象】双脉脉势下沉，入大于出，右脉沉降更甚，起伏平缓；左脉弦细充实，左寸微浮起有上升之势。双脉第4～5层充实，右脉明显，右关尺中层流通而充实，右尺充实、弱滑。

【对气血的影响】为引领气血由外向里入，由上向下降，敛阳布阴，"双旋"运行之药。收聚之力强大，层次深而迅速，直降入里后可化痰浊起阴气。

【靶向部位】右脉，入阳明经向下降。适于右脉不降或濡滑者。

【功用】通降阳明，引阳入阴，降浊气，起阴气，疏泄脾土，实现甲己合化之功。

【注意】生半夏有大毒，以下同是。

生水半夏（洗）

【外观及含义】为天南星科梨头尖属植物鞭檐梨头尖的干燥块茎。呈类圆锥形，似犁头尖状，色类白或淡黄色，质坚实，较生旱半夏质轻且小，不规则，"收聚"之象较旱半夏弱。不平滑，遍体可见点状根痕，有"入里向外透散"之意。

【性味】气味俱薄；尝服味淡，微涩，微润；气温。

【尝服后脉象】双脉下沉，脉体清晰，脉幅变大，入大于出，出入顺畅；左脉第4层弦细，散开后弥散，双脉脉体第3～4层弥散不清柔和，右较左明显；整体脉体充实、冲和、流通，双关

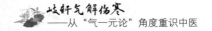

明显，右关尤甚。

【对气血的影响】引领气血由外向里入，由上向下降。重在边敛降入里，边化浊气向外透散，透散浊气的力量较明显，整个过程缓慢，力度柔和。可逐层化合脉体的第3、4、5层。

【靶向部位】脉体第3～4层，双关及右关、尺。适于双脉深层濡滑、浊滞不畅者，左脉弦敛不清者亦可。

【功用】降浊气，起阴气，通降阳明，引阳入阴。

清半夏

【外观及含义】为生水半夏经过白矾加工炮制后入药者，外观与生水半夏相似。呈类圆锥形，似犁头尖状，色类白或淡黄色，质坚实，较生旱半夏质轻且小，不规则，"收聚"之象较旱半夏弱。不平滑，遍体可见点状根痕，有"入里向外透散"之意。

【性味】气味俱薄。药汁色灰白，闻之酸，取"收敛之气"，尝服味淡、微辛、酸涩，口感清润、滑，与"痰饮"同气，可引动、化散痰气。

【尝服后脉象】双脉下沉、敛，左脉较右脉沉弦细小；脉管表层清晰，双寸粗大、充盈、和缓，右寸大于左寸，右关、尺第3～4层充实。右关、尺感应左关、寸相交合。

【对气血的影响】引领气血由外入里，由上向下降；重在以和缓之力运化胸中和左脉第3层上下等相对浅层的痰浊湿冷等阴邪，最后入腹化痰浊。

【靶向部位】脉体第3层上下（左脉为主），双关膈。适于双脉中层或关膈处见濡、浊滞不畅者，尤见左脉弦敛滑浊不清者。

【功用】燥湿化痰，降逆止呕，消痞散结。

【与生旱半夏相比】清半夏降敛之力较弱，化痰浊的层次浅、力度较柔和。

【与生水半夏相比】清半夏缺乏一层一层渗透、运化的力度，清半夏重在第3层，且在胸中化阴邪的力量明显，可降入腹内。

法半夏

【外观及含义】为生旱半夏经过石灰、甘草炮制后用药。其外形与生旱半夏相同。呈类圆形，色青白或浅黄色，质坚实，"收聚"之象较明显。周围密布棕色凹点状根痕，下端钝圆较光滑，"根深入里，向外透散圆滑的阴精"之象。半夏正在夏至前后的时候生长最茂盛，禀夏至一阴初升之气，取阴盛而欲开，阳长至极而欲阖的"阴出阳入"双旋之意，乃阴阳开阖之机，先升后降。

【性味】气较其余种类的半夏厚；汁色黄，具有"中土"之气。闻之微辛，尝服味淡、麻、涩，有谷香气，取其"健运中土"之意。

【尝服后脉象】双脉先上浮后沉降，左脉较右脉沉细，浮起时表层紧张度高（微弦），沉时脉体和缓；双脉第3～4层滑浊减弱，滑而微涩上冲；右关、尺第4层冲滑有力，左关第3层冲滑。

【对气血的影响】引领气血由外向里入，由上向下降；重在运化胸中和左脉第3～4层痰浊湿冷等阴邪，最后入腹化痰浊，力度较强，仅次于生旱半夏。

【靶向部位】脉体第3～4层，双关膈。适于双脉，尤以右脉，中层或关膈处见濡滑、浊滞不清不畅者，或寸膈浮滑者，肝经有痰饮者亦可。

【功用】燥湿化痰。

【与生旱半夏相比】法半夏经过炮制以后毒性降低；其向外

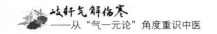

开散，上入胸中化痰湿的力度较生旱半夏大一些；其敛入的层次较生旱半夏浅，力度没有生旱半夏那么迅猛、直接。

姜半夏

【外观及含义】为生旱半夏经过生姜、白矾炮制后用药。与生旱半夏外形相同。

【性味】汤色灰白见黑色、稠滑，闻之微酸，尝服味涩、麻、微甘。

【尝服后脉象】右脉第 3 ～ 4 层充盛有力，右关、尺及左关中层最有力。双脉先上浮，左脉浮张，出大于入，上升之势明显；随后双脉沉敛，右脉较左脉浮、粗大、充实；双寸来势及上升之势较之前明显，且较之前柔和顺畅；双关、尺内弦紧象缓和，流通顺畅，滑浊减弱。

【对气血的影响】引领气血由外向里入，由上向下降，兼向上升散。重在先化在上、在外的寒痰湿饮，后收敛左脉入里，化痰浊，流通深层。其走窜性强，入里走而不守，流通气血。

【靶向部位】脉体第 3 ～ 4 层，寸、关脉。适于寸高尺低，寸脉浮滑，濡、浊不降，脉体不清者或左脉浮滑者。

【功用】和胃止呕，祛寒痰，镇咳，蠲饮。

（2）黄芩（子芩）

【外观及含义】外面棕黄色或深黄色，质硬而脆、紧实，断面黄色，中间红棕色；老根中间呈暗棕色或棕黑色，枯朽成空洞（枯芩）。

【性味】闻之气微，尝服味极苦、涩、麻、微辛，性寒。

【尝服后脉象】双脉脉位下沉，左脉较右脉沉；双脉来势均减弱；右脉紧张度增高，左脉脉体弦长；双尺下及右尺充实，右尺紧张度变缓。

【对气血的影响】重在引领气血由外向里入，由上向下降。

【靶向部位】专入少阳，降泻胆火。适于寸、关浮大、洪大、濡、滑有力者。

【功效】主敛降上焦、少阳、外在之火气，降丁火入于戊土，化土中寒湿；降泻胆火、郁火；通降六腑火气转枢到阴经（即引阳入阴、燥湿升阴）而不伤命门之火。枯芩质疏松，重在清上焦肺火。

（3）干姜

【外观及含义】生姜的干品，色黄，质紧缩而坚硬，取其"精钻"之意。李时珍谓，"干姜以母姜造之，以白净结实者为良"。干姜的炮制方法为"日暴晒"以吸收纯阳之气。

【性味】味辛辣，柔润。

【尝服后脉象】脉体充盈，右尺明显；右关、尺沉紧，充实有力，左脉弦细；双脉浮沉大致均等，右脉粗大；刚服下时双关尺脉势上浮，后不明显。

【对气血的影响】由上向下降，后由下向上升散。

【靶向部位】中下焦腹内。适于右脉沉郁且深层化浊不清者，尤适于右脉由上向下（尤其是右关、尺）降入不畅者。

【功用】"钻"入中下焦，合化寒、痰、湿等阴邪，向上升散阴精（津）。

（4）人参（为上党人参，即今之党参）

【外观及含义】色黄芯白，质不轻不重，取其"中土"之意；干燥紧缩，有"收敛入里"之意。

【性味】味甘，温，入口甘润，回味稍干燥。

【尝服后脉象】双脉中层充实，右脉整体冲和，内外共振，左关及右关、尺冲滑柔和；双脉沉降，右脉较左脉粗、充实，第

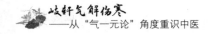

3层最明显；偏守而不走，内外紧张度缓和。

【对气血的影响】重在补充中焦之体，偏于补气，微补阴；能引领气血由上向下降入右关、尺，由外向内入第4层。其中除了引领气血降入右关、尺为主外，还兼以右关、尺为中心向外、向上柔和地升散。

【靶向部位】中焦及下焦。适于脉体中层或右关无力、虚者。

【功用】补中益气，和脾胃，除烦渴。中气微弱者用以调补，甚为平妥。

（5）甘草（炙）

【外观及含义】质坚实，轻，断面黄白色，粉性，气微，味甜而特殊。蜜炙甘草具备蜜的润滑通透之性，弥补了甘草过甜而易堵塞气机的不足。

【性味】味极甘，乃"土"之味。

【尝服后脉象】脉体充实，尤以右关尺最为明显。脉体束敛之象较明显。

【对气血的影响】重在补土中焦之体，入脾经；可向"中""一"透达；可将气血由外向内收敛，由上向下降沉。

【靶向部位】中土、胃气。适于右关或双脉中层（右脉为主）空、无力而不敛者。

【功用】大补中气，固护胃气，调和守"中"，缓急止痛。

（6）黄连

【外观及含义】黄连禀天地清寒之气以生，色黄，属"土"，芯红。外形整体观有"火苗""心脏""胃"之象。

【性味】味厚气薄，味极苦（苦为心之味，可入心），性大寒。

【尝服后脉象】脉位下沉，来势减弱，脉象向下降得非常明显，右脉更甚，右关、尺及尺下紧张度增高。双脉脉体深层有充实之象。

【对气血的影响】可将气血由外向内收敛，由上向下降沉。

【靶向部位】胃、心。适于脉见洪大、滑、濡、浊而有力者，尤适于右关明显者。

【功用】降下火气，尤其是心火，增强"土"的运化之力，燥湿化浊，清胃肠湿热。

（7）大枣

【外观及含义】皮红而瓤黄，正红正黄，味甘，枣树本身带刺。取其"发散""补中"之意。

【性味】味淡、甘、柔润。

【尝服后脉象】脉体充盈，右脉明显；脉体舒缓变粗，紧张度下降，右寸有流通之势。

【对气血的影响】走中焦，偏补血，又能补营卫之气，微有升散之性。

【靶向部位】中焦，重在"调和"之意。适于右脉沉、细、敛且中层空虚或右关空虚者。

【功用】通九窍，和百药；养肺胃，益气，润心肺，生津；助诸经，补五脏。乃调和之品，非补益之味。

4.解析半夏泻心汤条文

"伤寒五六日，呕而发热者，柴胡汤证具，而以他药下之，柴胡证仍在者，复与柴胡汤。此虽已下之，不为逆，必蒸蒸而振，却发热汗出而解。若心下满而硬痛者，此为结胸也，大陷胸汤主之；但满而不痛者，此为痞，柴胡不中与之，宜半夏泻心汤"。（第149条）

【解析】本条中"伤寒五六日，呕而发热者"说明此时的气机向外、向上，表明少阳气机运行不畅，形成郁火上冲、外散。"柴胡汤证具"说明证在半表半里，此时正气已虚，寒热互结在胸胁。"而以他药下之"说明此时气机虽是向下的，但不属于逆向气机，而是要注意在向下、内敛胆火的同时向外散，使寒邪"必蒸蒸而振，却发热汗出而解"。"但满而不痛者"中，"满"字表明太阴证，此时正气开始虚弱，运化失司，寒邪入里，结聚心下，阻滞气血下降致气机上下运行不畅，形成上热下寒之"痞"象；"不痛"说明此时正气虚弱，但还没到结胸的状态，邪气还能消散。

故，本条体现的病机为寒热错杂、正气不足、开机不利、寒邪不散、郁火不降，医者误下后，使火在土上，湿邪弥散，寒热入里，与湿邪、水饮搏结，形成寒、热、湿、火、虚共存的虚实错杂、寒热错杂的病理状态。因此，本条涉及的病位传变为少阳兼太阴，正邪关系是邪实正虚。辨证施治时要明确病机是因正气已虚，开始向太阴传变，阳气枢转不利，郁火在上，而致的寒热互结于心下、寒湿内生互结的结胸证；此时要寒热兼顾、正邪兼顾，即既要降火又要散寒，同时还要扶正；用药要有升有降，有补有泻，先后顺序、运行次第要拿捏准确，共同配伍，才能体现出仲景先师之意。具体来讲就是开散心下土气的结滞，重在将火气降下、收敛入里并封藏于土下，同时注意散寒不留邪，使火气入于阴分以透散阴邪，温煦寒土使之成功温润的湿土，蕴藏生机，补太阴之体，补充中土的虚弱，助脾健运，天道、地道相互配合，使气机正常运行。这样看来，此中的半夏必须选用生旱半夏，使用其能迅速开降，敛气降入深层，又能化痰浊起阴气的功效。方中仅一味生旱半夏作为君药已经将仲景先师的"辛开苦降"之神展现得淋漓尽致。

5. 仲景立半夏泻心汤之意

结合对《伤寒论》中原文的分析和半夏泻心汤的药物尝服分析，我们来重识一下仲景先师对半夏泻心汤的立方本意。

（1）辛开苦降

半夏：开降直接入于阴分而向外透散，消散寒湿、水湿之邪。（君）

干姜：善钻入阴里向外透散阴邪，同时可降敛在上之火气。（臣）

黄芩：入于少阳，敛降火气，清泻在上胆腑之郁热。（臣）

黄连：入于阳明，敛降火气，清泻在上胃腑之郁热。（臣）

（2）守中

人参配甘草：培补中气，固守中土。（佐）

甘草配大枣：调和诸药，守中。（使）

全方开结散郁，透散痞气，敛降火气入里，温煦寒土，化散寒湿，固本培元，守中；并有"开降、运化、守中"之意，助太阴之气，恢复阳气的正常运转。

6. 半夏泻心汤中药物的炮制及煎服

解读《伤寒论》时，还需要注意中药的炮制、煎煮及服用方法等细节。通过解读，我们还发现有时临床疗效不佳的另一个重要原因便是对炮制、煎煮、服用方法等的忽视。方中药物特殊的炮制、煎煮、服用方法的关键之关键就是最终在"一气"的基础上，调整阴阳的平衡运动。

（1）中药炮制

众所周知，药物经过加工以后所得的气、性、味会不同程度地改变药物的功效，同属一类的药物在不同的生长环境或是其他因素下也会影响药物的功效。以半夏泻心汤中的半夏为例，我们可以探究一下临床上大部分医生是否真的是按着仲景先师的立意在选用药材。

（2）煎煮方法

方剂煎煮方法的不同所产生的作用方向和途径也会发生改变。如小柴胡汤中的"去滓，再煎"及小陷胸汤中的"先煮瓜蒌"等。以"去滓，再煎"为例，经过尝服后的脉象对比发现，"去滓，再煎"的半夏泻心汤中，半夏、干姜入里的层次和透散的作用更彻底，人参凝聚、补中元的力量更强，力道精钻，作用层次更精准，起效更快。

（五）气解小柴胡汤

1.《伤寒论》中小柴胡汤的相关条文

"太阳病，十日以去，脉浮细而嗜卧者，外已解也。设胸满胁痛者，与小柴胡汤；脉但浮者，与麻黄汤"。（第37条）

"血弱气尽，腠理开，邪气因入，与正气相搏，结于胁下。正邪分争，往来寒热，休作有时，嘿嘿不欲饮食，脏腑相连，其痛必下，邪高痛下，故使呕也，小柴胡汤主之。服柴胡汤已，渴者，属阳明，以法治之"。（第97条）

"伤寒，阳脉涩，阴脉弦，法当腹中急痛，先与小建中汤；不差者，小柴胡汤主之"。（第100条）

"伤寒十三日不解，胸胁满而呕，日晡所发潮热，已而微利。此本柴胡证，下之以不得利；今反利者，知医以丸药下之，此非其治也。潮热者，实也。先宜服小柴胡汤以解外，后以柴胡加芒

硝汤主之"。（第 104 条）

"妇人中风，七八日续得寒热，发作有时，经水适断者，此为热入血室，其血必结，故使如疟状，发作有时，小柴胡汤主之"。（第 144 条）

2. 小柴胡汤的方药组成

柴胡半斤，黄芩、人参、甘草（炙）、生姜（切）各三两，大枣（擘）十二枚，半夏（洗）半升。

上七味，以水一斗二升，煮取六升，去滓，再煎取三升，温服一升，日三服。

3. 小柴胡汤的药物尝服分析

（1）柴胡

柴胡（北柴胡）（煎煮 15 分钟）

【外观及含义】根入药，并带有少许茎的基部，质轻，略有"升发"之性。根呈圆锥形，主根顺直或稍弯曲，下部有分歧，根头膨大，呈疙瘩状，类象"心腹结气"。外皮灰褐色或灰棕色，有纵皱纹及支根痕，顶部有细毛或坚硬的残茎，有"升散"之意。质较坚韧，不易折断，断面木质纤维性，黄白色，根质的特性使其易入于深层。

【性味】味微苦、微酸、涩。

【尝服后脉象】双脉浮张，左脉脉位上升，高于右脉，左脉较右脉弦细，左寸膈弦细有力。

【对气血的影响】气血由内向外出，由下向上升。

【靶向部位】主表。适于左脉升发不畅者。

【功效】发汗解表祛邪，升发阳气。

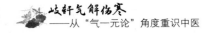
柴胡（北柴胡）（煎煮 30 分钟以上）

【外观及含义】根入药，并带有少许茎的基部，质轻，略有"升发"之性。根呈圆锥形，主根顺直或稍弯曲，下部有分歧，根头膨大，呈疙瘩状，类象"心腹结气"。外皮灰褐色或灰棕色，有纵皱纹及支根痕，顶部有细毛或坚硬的残茎，有"升散"之意。质较坚韧，不易折断，断面木质纤维性，黄白色，根质的特性使其易入于深层。

【性味】味淡、酸、微涩、微咸。

【尝服后脉象】左脉较右脉沉、细、敛，双脉来势减弱，右关、尺先沉紧有力后充实，右脉整体舒缓流畅。

【对气血的影响】气血由外向内入，由上向下降。

【靶向部位】主里。适于右肝脉升发不畅者。

【功用】主心腹结气，推陈致新，透散内结，枢转少阳，结聚气机。

（2）黄芩（子芩）

【外观及含义】外面棕黄色或深黄色，质硬而脆、紧实，断面黄色，中间红棕色；老根中间呈暗棕色或棕黑色，枯朽成空洞（枯芩）。

【性味】闻之气微，尝服味极苦、涩、麻、微辛，性寒。

【尝服后脉象】双脉脉位下沉，左脉较右脉沉；双脉来势均减弱；右脉紧张度增高，左脉脉体弦长；双尺下及右尺充实，右尺紧张度变缓。

【对气血的影响】重在引领气血由外向里入，由上向下降。

【靶向部位】专入少阳，降泻胆火。适于寸、关浮大、洪大、濡、滑有力者。

【功效】主敛降上焦、少阳、外在之火气，降丁火入于戊土，化土中寒湿；降泻胆火、郁火；通降六腑火气转枢到阴经（即引阳入阴、燥湿升阴）而不伤命门之火。枯芩质疏松，重在清上焦肺火。

（3）人参（为上党人参，即今之党参）

【外观及含义】色黄芯白，质不轻不重，取其"中土"之意；干燥紧缩，有"收敛入里"之意。

【性味】味甘，温，入口甘润，回味稍干燥。

【尝服后脉象】双脉中层充实，右脉整体冲和，内外共振，左关及右关、尺冲滑柔和；双脉沉降，右脉较左脉粗、充实，第3层最明显；偏守而不走，内外紧张度缓和。

【对气血的影响】重在补充中焦之体，偏于补气，微补阴；能引领气血由上向下降入右关、尺，由外向内入第4层。其中除了引领气血降入右关、尺为主外，还兼以右关、尺为中心向外、向上柔和地升散。

【靶向部位】中焦及下焦。适于脉体中层或右关无力、虚者。

【功用】补中益气，和脾胃，除烦渴。中气微弱者用以调补，甚为平妥。

（4）生旱半夏（洗）

【外观及含义】天南星科半夏属植物半夏的干燥块茎（也是常说的旱半夏）。呈类圆形，色青白或浅黄色，质坚实，"收聚"之象较明显。周围密布棕色凹点状根痕，下端钝圆较光滑，根深，有"入里，向外透散圆润的阴精"之意。半夏正在夏至前后的时候生长最茂盛，禀夏至一阴初升之气，取阴盛而欲开，阳长至极而欲阖的"阴出阳入"双旋之意，乃阴阳开阖之机，先升后降。

【性味】气味俱薄，闻之有淡酸味；尝服味淡；温润，体滑

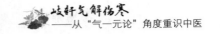

性燥；禀阳明燥金之气化，沉而降。

【尝服后脉象】双脉脉势下沉，入大于出，右脉沉降更甚，起伏平缓；左脉弦细充实，左寸微浮起有上升之势。双脉第4～5层充实，右脉明显，右关、尺中层流通而充实，右尺充实、弱滑。

【对气血的影响】为引领气血由外向里入，由上向下降，敛阳布阴"双旋"运行之药。收聚之力强大，层次深而迅速，直降入里后可化痰浊起阴气。

【靶向部位】右脉，入阳明经向下降。适于右脉不降或濡滑者。

【功用】通降阳明，引阳入阴，降浊气，起阴气，疏泄脾土，实现甲己合化之功。

【注意】生半夏有大毒。

（5）大枣

【外观及含义】皮红而瓤黄，正红正黄，味甘，枣树本身带刺。取其"发散""补中"之意。

【性味】味淡、甘，柔润。

【尝服后脉象】脉体充盈，右脉明显；脉体舒缓变粗，紧张度下降，右寸有流通之势。

【对气血的影响】走中焦，偏补血，又能补营卫之气，微有升散之性。

【靶向部位】中焦，重在"调和"之意。适于右脉沉、细、敛且中层空虚或右关空虚者。

【功用】通九窍，和百药；养肺胃，益气，润心肺，生津；助诸经，补五脏。乃调和之品，非补益之味。

（6）甘草（炙）

【外观及含义】质坚实，轻，断面黄白色，粉性，气微，味甜而特殊。蜜炙甘草具备蜜的润滑通透之性，弥补了甘草过甜而易堵塞气机的不足。

【性味】味极甘，乃"土"之味。

【尝服后脉象】脉体充实，尤以右关尺最为明显。脉体束敛之象较明显。

【对气血的影响】重在补土中焦之体，入脾经；可向"中""一"透达；可将气血由外向内收敛，由上向下降沉。

【靶向部位】中土、胃气。适于右关或双脉中层（右脉为主）空、无力而不敛者。

【功用】大补中气，固护胃气，调和守"中"，缓急止痛。

（7）生姜

【外观及含义】色正黄，呈"中土"之色，味辛，断面细丝密集，呈软"毛刺"样。取"辛温发散"之意。

【性味】味辛辣，微涩。

【尝服后脉象】脉体较缓和，紧张度降低。

【对气血的影响】入中焦，可同时上行、下行，入膀胱经向外辛散寒气；兼可温化水饮。

【靶向部位】中焦、脾经、膀胱经。适于脉见浮紧、濡滑致运行不畅者，以右关或脉中层见紧者佳。

【功用】入中焦，辛温散寒，解表，温中化饮。

4. 解析小柴胡汤条文

我们用"一元之气"来解析《伤寒论》中关于小柴胡汤的条文，结合病证分析验证小柴胡汤中柴胡的取意和"去滓，再煎"的重要意义。

"太阳病，十日以去，脉浮细而嗜卧者，外已解也。设胸满

胁痛者，与小柴胡汤；脉但浮者，与麻黄汤"。（第37条）

【解析】从条文中可以看出，小柴胡汤与麻黄汤的临床应用上是有脉象的区别的。仲景先师指出，如果脉但浮、不细者，说明表还没有解，此时不能用小柴胡汤，可以用麻黄汤。"脉浮细，嗜卧，胸胁满痛"，此时邪结于胁下，就需要用小柴胡汤。由此说明小柴胡汤中的柴胡并非重在解表，所以此中柴胡一定要久煎，即《伤寒论》中所论述的"去滓，再煎"很重要，我们应予以重视。

"伤寒五六日中风，往来寒热，胸胁苦满、嘿嘿不欲饮食、心烦喜呕，或胸中烦而不呕，或渴，或腹中痛，或胁下痞硬，或心下悸、小便不利，或不渴、身有微热，或咳者，小柴胡汤主之"。（第96条）

【解析】"伤寒五六日中风"说明此时的病因是风，风性上行，可使人体气机上行。"往来寒热"说明尚有表证存在。"默默不欲饮食、心烦喜呕"，本组症状的出现与气机在上，高而不下有关，但这也可叫作表证。"胸胁苦满"是邪气高而不下的表现，不适表现在两胁处，而非胸部。"或胸中烦而不呕…或咳者"，这些都是或然症，可以出现也可以不出现，可以不做重点关注。

除"或然症"外，其余上述几条都是"必然症"。其中"寒热往来"可以理解成表证，但也不能就此定性为表证。由此不难看出，小柴胡汤中的君药柴胡不是主表的。

"伤寒，阳脉涩，阴脉弦，法当腹中急痛，先与小建中汤；不差者，小柴胡汤主之"。（第100条）

【解析】"阳脉涩，阴脉弦，法当腹中急痛"说明此为太阴证。从脉象上看，本证所体现的气机已经往深层转动，不再是表证，若服小建中汤后不差者，小柴胡汤主之。如果仅仅将小柴胡汤理解成解表，此条就无法做出合理的解释。

"妇人中风，七八日续得寒热，发作有时，经水适断者，此为热入血室，其血必结，故使如疟状，发作有时，小柴胡汤主之"。（第 144 条）

【解析】"热入血室，其血必结"说明疾病已经不是表证了，此时要用小柴胡汤入到下焦推陈致新，使里面的气机活跃起来。而上一条中"阳脉涩，阴脉弦"也是指尺脉弦紧，下焦阴分气机凝滞，用小柴胡汤可以使气机活跃起来。前文中，尝服久煎柴胡可活跃双尺气机亦佐证了此点。

"血弱气尽，腠理开，邪气因入，与正气相搏，结于胁下。正邪分争，往来寒热，休作有时，嘿嘿不欲饮食，脏腑相连，其痛必下，邪高痛下，故使呕也，小柴胡汤主之。服柴胡汤已，渴者，属阳明，以法治之"。（第 97 条）

【解析】"血弱气尽，腠理开，邪气因入"说明疾病在半表半里，没有太深，体内尚存些正气。"与正气相搏，结于胁下"亦说明疾病在半表半里。"往来寒热，休作有时，嘿嘿不欲饮食，脏腑相连，其痛必下"说明此时出现了正邪交争，与脏腑相联，从部位上看可能是肝胆。"邪高痛下"指的是"胸满胁痛"，邪气在上，导致气机上下运行不畅，阴阳沟通通路受阻，不通则痛。"故使呕也"是指邪气高而不下，阳气瘀阻在里，胆腑郁火上冲所致。"服柴胡汤已，渴者，属阳明，以法治之"的意思是，服用柴胡汤以后，用了人参、姜、枣等补益药物，正气就足了，这时少阳证转为阳明证。"渴"是一个很重要的表现，说明气血充盛。通过这种方法把少阳证转到阳明证，然后白虎汤主之，继续阳气的正常周流。

"伤寒十三日不解，胸胁满而呕，日晡所发潮热，已而微利。

此本柴胡证,下之以不得利;今反利者,知医以丸药下之,此非其治也。潮热者,实也。先宜服小柴胡汤以解外,后以柴胡加芒硝汤主之"。(第104条)

【解析】"胸胁满而呕"说明此为少阳证,邪高而不下;满而无痛说明还没有瘀。"日晡所发潮热,已而微利"中,"潮热"者,实也,为阳明证,"微利"为虚也,由此可以看出,小柴胡汤证不应该下之,下之即是误治,病就要转太阴了。"先宜服小柴胡汤以解外,后以柴胡加芒硝汤主之"是指少阳证误下之后转成了阳明兼太阴证,此时要先用小柴胡汤散结升阳,将其彻底转成阳明里实证,然后用柴胡加芒硝汤去除阳明腑实。

小柴胡汤的主证既不是完全的表证也不是完全的里证,而是处在半表半里,既有"实"的成分,也有虚的成分,此时虽然正气开始虚弱,但仍尚存,正气时盛时衰,仍然可以形成腑实证。这时首要解决的是少阳证内虚的问题,把阳气扶起来是关键。此时仲景先师没有直接选用柴胡加芒硝等下法,而是先用小柴胡汤去胸胁苦满,扶助正气,让证候真正转实,然后再用下法,这样治疗才能向平人发展。如果按照"今反利者,知医以丸药下之"这种治法,症状看似消失了,其实元气已伤,入里转为阴证了,并且更容易发生其他变证,临床上治疗起来将会非常麻烦,所以一定要学习仲景先师的用药思路。比如,此处前提是使正气充盛,转为阳证,再按相应立法进行治疗,恢复气机的正常运转。治疗的重点是要注意体用兼顾,时刻保护元气,祛邪而不伤正,才能彻底消除病因,避免误治。

因此,通过上述条文的解析,我们明确了小柴胡汤证的病机关键点是:通路(胁下)不畅,阳气在阳之枢转功能失常。即少阳证的病机发展过程为:正气始虚,玄府、腠理开;邪气入里

（非表证），阻碍阳气升发；少阳通路不畅，枢机不利；正邪交争，结于胁下；阴阳沟通运转不畅，形成郁火；终至少阳半表半里证。所以说治疗小柴胡汤证的关键在于入里化瘀，消散郁火，散结升阳，转枢阳气。

5.仲景立小柴胡汤之意

结合对《伤寒论》中原文的分析和小柴胡汤的药物尝服分析，我们来重识一下仲景先师对小柴胡汤的立方本意。

柴胡（久煎）：主心腹结气，入里散瘀结，推陈致新，理气升阳。（君）

黄芩：清少阳胆腑之郁热，沉降上焦火气，开散土气，助君药降气入里，即散结、降逆、升阳。（臣）

半夏（生旱半夏）：直接开散，降入阴分，助柴胡入里，推陈致新，由内向外透散寒湿、水饮。（佐）

生姜：助柴胡下行，肃降入中焦，散寒化水饮，入左脉助君药推动阳气升散，同时培补中元，调和诸气，预防转入太阴。（佐）

大枣：补中，补气血，有透散之性，能疏散中土，使气机流通舒畅。（佐）

人参：补中焦中气，补虚，补充正气。（佐）

甘草（炙）：调和诸药。（佐使）

全方推陈致新，上焦得通，津液得下，枢机得利，结散阳升，取青龙"阳气在阳转枢通畅"之意，调和少阳之气的枢转。

所以说，如果仅把仲景先师的小柴胡汤当成是疏肝理气、解表的汤剂，那就有点大材小用了。想要理解仲景先师的小柴胡汤，除了要清楚三阴三阳中少阳的生理功能，还必须要理解《神农本草经》中对柴胡的阐释，即"柴胡，味苦平。主心腹，去肠胃中结气，轻扬之体，能疏肠胃之滞气。饮气积聚，疏肠胃之滞物。寒热邪气，驱经络之外邪，推陈致新。总上三者言之，邪去则正复也。久服，轻身，明目益精。诸邪不能容，则正气流通，故有此效"。仲景先师取的就是《神农本草经》中柴胡"主心腹结气、推陈致新"的作用。因此，此中柴胡的透发不是先达表，而是先到里面，再从左右两边转出，完成少阳初升而未升的萌芽阶段。

6. 小柴胡汤中药物的煎服

综上所述，仲景先师立方的本意与现代有些人对小柴胡汤的理解大相径庭。现今很多人对小柴胡汤的理解重在解表一义上，而实际上，大多数人在用药时都忽略了一个细节，使得小柴胡汤的作用部位发生了巨大变化。

我们分别尝服用现今普遍煎煮方式煎煮的小柴胡汤和"去滓，再煎"的小柴胡汤，对比发现脉象变化大不相同。

小柴胡汤（普通煎煮法）的脉象变化：整体脉幅增大，左脉上浮，弦细长，双寸浮起，余未见明显变化。表明其重在主表。

小柴胡汤（去滓，再煎法）的脉象变化：双脉气血的主要活动空间下沉，右脉较左脉沉降的幅度更大，但左脉仍沉于右脉。双脉起伏平缓，右脉明显。整体脉体紧张度较前柔和，右脉明显。双关、尺第4层弦长有力，入时明显。脉体清晰，右脉中层充实有力，右关、尺第4层有力。尝服40分钟后左关脉中层略显空虚。由此可知，整体的气血运行方向是降下入里，功能化阴分凝滞的气机，推陈致新，和解少阳。

《伤寒论》中小柴胡汤的关键细节在于煎煮方法上，即"上七味，以水一斗二升，煮取六升，去滓，再煎取三升，温服一升，日三服"。用水一斗二升，煮取六升，去滓，再煎取三升，最后煎完只剩三升，一次喝一升，很明显柴胡的煎煮时间超过了40分钟。如果不了解柴胡短煎是解表、久煎主心腹结气、推陈致新，就无法理解仲景先师立小柴胡汤的原意。

综上所述，小柴胡汤的柴胡一定是要久煎的，取其入里推陈致新的作用，这才是"小柴胡汤和解功，少阳百病此为宗"的真正意义所在。如果把"去滓，再煎"丢掉了，小柴胡汤就不再是仲景的小柴胡汤了，仲景先师所立的"小柴胡汤"的神韵也就随之流失了。

（六）气解小陷胸汤

1.《伤寒论》中小陷胸汤的相关条文

"小结胸病，正在心下，按之则痛，脉浮滑者，小陷胸汤主之"。（第138条）

2. 小陷胸汤的方药组成

黄连一两，半夏（洗）半升，瓜蒌实（大者）一枚。

上三味，以水六升，先煮瓜蒌，取三升，去滓；内诸药，煮取二升，去滓，分温三服。

3. 小陷胸汤的药物尝服分析

（1）瓜蒌

【外观及含义】栝楼的成熟果实。观其形，藤蔓缠绕而升，又复悬垂如灯笼，有圆满之象。全瓜蒌皮薄，色红黄，有轻微

"辛散"之意；质脆，易破开，果瓤橙黄色，黏稠，类象"痰饮水湿"，同化阴邪；与多数种子黏结成团，表明其"聚合"之力强；且能升能降。栝楼其中有子，正如心、肺，又如妇女之双乳，男子之阴囊，观之可知，可用本品疗此处之疾。

【性味】味苦，微酸。

【尝服后脉象】双脉体圆润充滑，右尺充实；双脉位下沉；双寸膈处来势舒缓，右寸明显，右寸微浮有圆润、充滑之感，由寸向尺流通明显。

【对气血的影响】以入、降为主（右尺），兼有轻微升散的作用（双寸）。

【靶向部位】畅达胸中而下行。适于右脉浮滑，尤其右寸明显者。

【功用】调畅胸中，降气化痰。

（2）黄连

【外观及含义】黄连禀天地清寒之气以生，色黄，属"土"，芯红。外形整体观有"火苗""心脏""胃"之象。

【性味】味厚气薄，味极苦（苦为心之味，可入心），性大寒。

【尝服后脉象】脉位下沉，来势减弱，脉象向下降得非常明显，右脉更甚，右关、尺及尺下紧张度增高。双脉脉体深层有充实之象。

【对气血的影响】可将气血由外向内收敛，由上向下降沉。

【靶向部位】胃、心。适于脉见洪大、滑、濡、浊而有力者，尤适于右关明显者。

【功用】降下火气，尤其是心火，增强"土"的运化之力，燥湿化浊，清胃肠湿热。

（3）生旱半夏（洗）

【外观及含义】天南星科半夏属植物半夏的干燥块茎（也是常说的旱半夏）。呈类圆形，色青白或浅黄色，质坚实，"收聚"之象较明显。周围密布棕色凹点状根痕，下端钝圆较光滑，根深，有"入里，向外透散圆润的阴精"之意。半夏正在夏至前后的时候生长最茂盛，禀夏至一阴初升之气，取阴盛而欲开，阳长至极而欲阖的"阴出阳入"双旋之意，乃阴阳开阖之机，先升后降。

【性味】气味俱薄，闻之有淡酸味；尝服味淡；温润，体滑性燥；禀阳明燥金之气化，沉而降。

【尝服后脉象】双脉脉势下沉，入大于出，右脉沉降更甚，起伏平缓；左脉弦细充实，左寸微浮起有上升之势。双脉第4～5层充实，右脉明显，右关尺中层流通而充实，右尺充实、弱滑。

【对气血的影响】为引领气血由外向里入，由上向下降，敛阳布阴"双脉"运行之药。收聚之力强大，层次深而迅速，直降入里后可化痰浊起阴气。

【靶向部位】右脉，入阳明经向下降。适于右脉不降或濡滑者。

【功用】通降阳明，引阳入阴，降浊气，起阴气，疏泄脾土，实现甲己合化之功。

【注意】生半夏有大毒。

4.解析小陷胸汤条文

"小结胸病，正在心下，按之则痛，脉浮滑者，小陷胸汤主之"。（第138条）

【解析】"小结胸病，正在心下，按之则痛"说明此时气血结滞在心下。"脉浮滑者"说明痰热互结于胸。小陷胸汤证为太阳病兼证，秉有太阳病气机开合功能异常的特点。观其整体气机的特点和正邪关系可知，此证当为太阳气机合机异常所致。脉浮者，如果是表寒证的话就要散出去，但是此证为脉浮滑，且结胸于心下，按之则痛，说明病邪性质为痰热互结于胸中，病位在心下，影响了太阳证散极而收的闭合功能。所以，这个脉浮不是表证的脉浮，也就不能用发汗的方法来治疗，只要恢复至原本正常的生理功能就可以了。因此，化痰、散结、清热都是以降下为主气机方向，这样就可以平衡其"脉浮滑"的气机了。

5. 仲景立小陷胸汤之意

结合对《伤寒论》中原文的分析和小陷胸汤的药物尝服分析，我们来重识一下仲景先师对小陷胸汤的立方本意。

瓜蒌实：入胸中化痰散结，降下入腹。（君）

黄连：降下，清热降火，化痰热郁结。（臣）

半夏：开散结气，降气入里，合化阴邪，敛阳布阴。（佐）

全方引气入胸中，清热化痰，宽胸散结，辛开苦降，开郁除痞，降气入腹，化痰饮邪，布散阴精，取朱雀"开合有度、流利"之意，助太阳之气顺利向阳明之气周转。

在《伤寒论》138条原文中我们注意到两个细节：一是因为要取半夏降下入腹的化浊之力，故仲景先师选用的是生旱半夏；还有一个就是文中"先煮瓜蒌，取三升，去滓"的煎煮方法，这一细节对药力作用的方式有着极大的影响。

6. 小陷胸汤中药物的煎服

我们分别尝服小陷胸汤（先煮瓜蒌）和小陷胸汤（诸药同煎），从脉象上得出以下结论。

（1）小陷胸汤（先煮瓜蒌）的脉象变化过程

体：右尺活跃有力，然后双脉深层充实有力。

用：①双寸来势减弱，脉体清晰；②双脉沉敛，入大于出，左脉较右脉沉敛，寸膈处滑浊涌动之势减弱；③双脉第4层弱滑流利，右寸浮起，双脉表层清晰柔和有力，脉管表层滑利；④右脉较左脉充实粗大；⑤右寸浮下，右关、尺第4层紧敛，后有流通之势；⑥双脉沉敛，紧张度高，左脉较右脉微浮，左脉弦紧，第2层有阻力，出大于入，双寸浮起，后伏下向上升得不畅；⑦双脉柔和，右脉冲和有力，上下流通顺畅，右尺冲和，左寸也有冲和之象。

总结：脉象大势向下降、向内入，敛降丁火入于戊土、腹内后，先上入胸中解除痰热互结，后敛降痰热入腹化散痰浊，向上向外布散阴津、阴精。

（2）小陷胸汤（诸药同煎）的脉象变化过程

体：双脉脉体充实，第3～4层冲滑，右关及左寸冲滑柔和。

用：双脉沉，柔和，右脉比左脉浮而冲滑，双脉寸高尺低关凹，起伏较之前平缓，双寸平和。

总结：直接降下入里，化第4层浊气，敛降丁火入于戊土，起阴气，向上布散。

综上所述，诸药同煎的小陷胸汤比先煮瓜蒌的小陷胸汤的作用方式更直接入里化湿浊，不用在上、胸中及第3层斡旋，故作用迅速，单刀直入。也就是说先煮瓜蒌的小陷胸汤入于体内后力量缓和，先敛降一部分火气入里培补正气，然后随瓜蒌向上作用于胸中，将胸中痰饮之邪悉数引动，畅通胸中，解除胸中郁热湿浊，透散郁热，剥离痰热和郁热互结的状态，使痰热随着三味药的降下之力通畅气机，入于腹内，化散腹内痰浊。

实际上，遵循"阳化气，阴成形"的自然规律，小陷胸汤由上向下消散痰热、郁结后，清泻阳热，化阴邪，和痰饮，并随着半夏的药力将阴精布散于外。只有正确理解《伤寒论》的方证，才能真正体现仲景先师对组方用药的精炼，方证中的每一个细节都蕴藏着"一"的关键，没有这一细节的小陷胸汤就不能称为仲景先师的小陷胸汤，同时也体现了仲景先师时刻都在用"一元之气"的思维方式进行组方用药。

（七）气解理中丸

1.《伤寒论》中理中丸的相关条文

"霍乱，头痛、发热、身疼痛、热多欲饮水者，五苓散主之；寒多不用水者，理中丸主之"。（第 386 条）

"大病差后，喜唾，久不了了，胸上有寒，当以丸药温之，宜理中丸"。（第 396 条）

2. 理中丸的方药组成

人参、干姜、甘草（炙）、白术各三两。

上四味，捣筛，蜜和为丸，如鸡子黄许大。以沸汤数合，和一丸，研碎，温服之，日三四、夜二服；腹中未热，益至三四丸，然不及汤。汤法：以四物根据两数切，用水八升，煮取三升，去滓，温服一升，日三服……服汤后，如食顷，饮热粥一升许，微自温，勿发揭衣被。

3. 理中丸的药物尝服分析

（1）人参（为上党人参，即今之党参）

【外观及含义】色黄芯白，质不轻不重，取其"中土"之意；干燥紧缩，有"收敛入里"之意。

【性味】味甘，温，入口甘润，回味稍干燥。

【尝服后脉象】双脉中层充实，右脉整体冲和，内外共振，左关及右关尺冲滑柔和；双脉沉降，右脉较左脉粗、充实，第3层最明显；偏守而不走，内外紧张度缓和。

【对气血的影响】重在补充中焦之体，偏于补气，微补阴；能引领气血由上向下降入右关、尺，由外向内入第4层。其中除了引领气血降入右关、尺为主外，还兼以右关、尺为中心向外、向上柔和地升散。

【靶向部位】中焦及下焦。适于脉体中层或右关无力、虚者。

【功用】补中益气，和脾胃，除烦渴。中气微弱者用以调补，甚为平妥。

（2）干姜

【外观及含义】生姜的干品，色黄，质紧缩而坚硬，取其"精钻"之意。李时珍谓，"干姜以母姜造之，以白净结实者为良"。干姜的炮制方法为"日暴晒"以吸收纯阳之气。

【性味】味辛辣，柔润。

【尝服后脉象】脉体充盈，右尺明显；右关、尺沉紧，充实有力，左脉弦细；双脉浮沉大致均等，右脉粗大；刚服下时双关尺脉势上浮，后不明显。

【对气血的影响】由上向下降，后由下向上升，由内向外散。

【靶向部位】中下焦腹内。适于右脉沉郁且深层化浊不清者，尤适于右脉由上向下（尤其是右关、尺）降入不畅者。

【功用】"钻"入中下焦和化寒、痰、湿等阴邪，向上升散阴精（津）。

（3）甘草（炙）

【外观及含义】质坚实，轻，断面黄白色，粉性，气微，味甜而特殊。蜜炙甘草具备蜜的润滑通透之性，弥补了甘草过甜而易堵塞气机的不足。

【性味】味极甘，乃"土"之味。

【尝服后脉象】脉体充实，尤以右关尺最为明显。脉体束敛之象较明显。

【对气血的影响】重在补土中焦之体，入脾经；可向"中""一"透达；可将气血由外向内收敛，由上向下降沉。

【靶向部位】中土、胃气。适于右关或双脉中层（右脉为主）空、无力而不敛者。

【功用】大补中气，固护胃气，调和守"中"，缓急止痛。

（4）白术

【外观及含义】质沉重而坚，可入阴分；中有孔，有"阴中有阳"之象；气香而燥，味甘，可补气。生白术带有水滑之气。

【性味】味甘、淡、微苦，气香。

【尝服后脉象】双尺脉充实。双脉脉势沉、降、敛，右脉向下的流通性增强，左脉向上的流通感明显，多服则左脉浮起有力明显。右尺服用前软而不聚之脉，服用后会现聚敛之感。

【对气血的影响】补右关、尺之体，偏于补气；使气血由上向下降，由外向内收。

【靶向部位】右脉，右关、尺。适于右关无力者，右关虚大不敛者可多用；右脉从寸向尺流动无力者，右尺无力或软涩者可重用。

【功用】利水道，有除湿之功；量大能入腰腹，重镇元阳、虚阳回命门，利腰脐之气；可补气，少用入中焦而健脾。

4. 解析理中丸条文

"霍乱，头痛、发热、身疼痛、热多欲饮水者，五苓散主之；寒多不用水者，理中丸主之"。（第 386 条）

【解析】从"霍乱"中可知病位在腹，此时里已虚，乃虚实错杂证。"头痛、发热、身疼痛"是气血不通、不荣之象。"寒多不用水者"是有寒、饮邪存于体内。通过辨证可知，此乃腹部有寒，内有虚寒，理中丸主之。方中人参是往里走的，干姜是入里散寒的，白术也是往里补的。若治中下焦虚寒，里虚寒者，可选用理中丸。

"大病差后，喜唾，久不了了，胸上有寒，当以丸药温之，宜理中丸"。（第 396 条）

【解析】"大病差后"说明里虚，气血不足。"喜唾"可知脾虚。"久不了了，胸上有寒"说明里虚寒。理中丸可钻入深层，散寒补虚。本病病在太阴，太阴之体不足，无法聚敛真阳，土下阳气不足，中阳偏虚，流通不畅，寒湿内生。仲景先师从太阴入手，同时兼顾流通阳气、布散阴邪，所以调配出理中丸，专为温中阳而设。

5. 仲景立理中丸之意

结合对《伤寒论》中原文的分析和理中丸的药物尝服分析，我们来重识一下仲景先师对理中丸的立方本意。

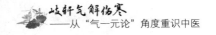

干姜：入里化寒。（君）

人参：入里凝敛、补充中气。（臣）

白术：入里健脾除湿，行腰脐之气。（臣）

甘草（炙）：补中，和中，守中，调和诸药。（佐使）

沸汤：入中焦后，热快速散开，少火作用全面。

本证为中下焦虚寒。理中丸重在温中散寒，降气入里，温补中阳，化散内寒，调和气血，固守胃气；"丸者缓也"，具有少火之力。本方取"勾朥法土气合德、开降、运化"之意，助阳气降敛于太阴，发挥太阴正常的生理功能，以及太阴水火土合德的"和缓"之性。

6. 理中丸药物的煎服

（1）理中汤尝服后的脉象变化

右脉第 3 ～ 4 层充实、滑、微涩、尚流畅，右关、尺深层充实、有力；双关第 3 层气机活跃流畅；双尺充盈束敛，右尺深层充盈；双寸、关粗大、充盈，左寸较右寸明显，左寸较右寸浮，左寸表层弦，左关微弦敛。尝服 20 分钟后左脉整体较右脉浮弦。

总结得出：理中汤的靶向部位主要在右脉，尤以右关为主；可补充中焦、右关、尺之体，偏于补气；气机的作用方向是先由外向里入，后由中焦向外、向上升散。理中汤补充中焦之体的功能非常明显，可由里向外透散寒邪，可透散中焦深层寒邪，力量柔和而迅速，目的性明确。

（2）嚼服附子理中丸的脉象变化

临床在应用理中丸时要注意它的服用方法：①以沸汤数合，和一丸，研碎，温服之，日三四、夜二服；②嚼服。我们通过嚼服附子理中丸，来观察其脉象变化。

体：脉体充实，右脉第 3 ～ 4 层冲和、滑利、流畅。

用：①双脉清晰流畅，右脉明显，右脉流利柔和，刚柔相济；②双脉脉幅增大，气机活跃；③右关浮起聚敛有力；④左脉整体微浮于右脉，左关充实不清，左脉弦细变得柔和，左寸微浮有升起之势。

总结：入于中焦，向外、向上升散，力度较柔和、缓慢。

（3）沸汤和服附子理中丸的脉象变化

体：右尺及尺下活跃有力，脉体平和，双尺深层充实，以右尺及尺下深层弱滑、冲和明显。

用：①双脉微浮，左较右微浮；②双寸上浮、粗大，出大于入；③双脉脉体缓而流通明显，第 3 层明显；④双寸浮大柔和，右寸较左寸表层弦微紧，左关弦微紧，向上升之势明显；⑤双脉沉而柔和、冲滑，右较左明显，深层明显。⑥起伏上，脉体上下平和、充实。

总结：以右尺及尺下为中心向上、向外开散，先向上、向外散中焦寒邪，后引火气沉降入里，散腹内深层寒邪，充实腹内命门之火。

对比上述不同的脉象可以发现，"沸汤和服"的方法会让附子理中丸既不失"丸者，缓也"的少火之力，又可以使这种少火之力作用全面迅速，同时还可以加大作用力度，事半功倍。将"丸剂，缓也""祛邪扶正不伤正"的力量用沸汤强化，能够快速地直达病所，并铺天盖地地散开以温补中下焦（偏下焦），并散寒除水饮、湿邪。

由此亦可证明"以沸汤和服"理中丸也有相类似的功效。沸汤能把太阴中土的"和缓"之神很好地表达出来，使水、火、土合德，使太阴成为温润的湿土且流通顺畅，蕴藏了无限的生机，

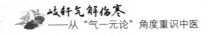

化生万物。

　　所以说仲景先师的处方中，每一个细节都不能忽略，《伤寒论》中每一个字都不是无用的，都有它存在的意义，只有把所有的字联系在一起解读《伤寒论》，才能真正读懂他的方证本意，即符合"气一元论"。

从「气一元论」角度重识中医

岐轩气解伤寒

结语篇

☯结语

　　通过对《伤寒论》的系统学习和研究后，感天地大道，敬生命之重，叹古人心之明静。《伤寒论》立足于博大精深的传统文化之上，以"和"为中心，调阴阳之衡，化三才之神，分六气之转，高度总结、概括及灵活运用了中医的精髓和灵魂。《伤寒论》被后世医家奉为医学之上乘经典当之无愧！观自身之处境，观今之中医的承传，瞬间感觉到作为当代中医人身上的重大责任。中医的现状不容忽视，作为中医人我们有着不可推卸的历史使命，我们有义务让自己深入到中医领域一探究竟，更有责任让更多的人能够认识真正的中医，领悟真正的中医精髓。大家齐心协力共同探索出学习传统中医及复兴传统中医的可行之路，共同传承华夏民族的中医药文化，时刻践行华夏民族的文化精髓！

岐轩气解伤寒

从「气一元论」角度重识中医

附

篇

⚫附一　岐轩脉法学习精讲

（一）"岐轩脉法"的基本概念

1. 原理遵经——"守一元而法阴阳"

《内经》云，"微妙在脉，不可不察，察之有纪，从阴阳始"，又云，"善诊者，察色按脉，先别阴阳。何以古圣诊脉先别阴阳？盖阴阳者，天地之道，万物之纲纪，变化之父母，生杀之本始，神明之府也"。天地万物无不由之，故诊脉治病必法于阴阳。

是以圣人持诊之道，必先候阴阳而持之。切阴不得阳，诊消亡，得阳不得阴，守学不湛。知左不知右，知右不知左，知上不知下，知浮不知沉，七诊不具，治必不久矣。

老子云，"天下皆知美之为美，斯恶已；皆知善之为善，斯不善已。故有无相生，难易相成，长短相较，高下相倾，音声相和，前后相随"。因此，阴阳之双方皆以另一方为存在条件。

是故脉之虚实盛衰，大小长短，滑涩迟数皆是阴阳双方互参互比而得，犹如权衡之法，一若不善比，则轻重不分，盛衰难定，虚实易混，脉象难明。

故阴阳互比之法乃岐轩脉法之重要灵魂，它贯穿于《内经》各类诊脉方法之中。人迎寸口诊法即是互比之典型代表，当然寸口诊法、三部九候诊法也充分体现了这一脉诊的思维方法。

在辨阴阳的基础上进行阴阳互比，比而难分则如清浊未分，天地未判之混沌也，太极也；比而分之则两仪也，再比而分之则四象也、五行也；再比分之则八卦也、万物也。故曰，无极生太极，太极生两仪，两仪生四象，四象生八卦，八卦定吉凶，吉凶成大业。

又尝闻矮人脉短，高人脉长之语，实矮人亦有脉长之病，高人亦有脉短之疾。故此二人脉之长短非二人互比而得，乃各自阴阳二脉互比而得。

《内经》云，"阴阳者，数之可十，推之可百，数之可千，推之可万，然其要一也"。故阴阳互比之法亦不可乱点鸳鸯，胡乱比之，其要亦一也。

——摘自《岐轩脉法》

精讲：《素问·脉要精微论》曰，"微妙在脉，不可不察，察之有纪，从阴阳始"。《素问·阴阳应象大论》曰，"善诊者，察色按脉，先别阴阳"。"岐轩脉法"原理遵经遵的就是《内经》，更重要的是遵从华夏民族的传统文化。

"是以圣人持诊之道，必先候阴阳而持之"，诊左、诊右缺一不可，先候阴阳而持之。"切阴不得阳，诊消亡，得阳不得阴，守学不湛"，诊脉一定要阴阳同观，把握整体，不能仅落在局部。"知左不知右，知右不知左，知上不知下，知浮不知沉，七诊不俱，治必不久矣"，对于"阴阳互比"法则，老子也说过，"天下皆知美之为美，斯恶矣，皆知善之为善，斯不善已"，阴阳是一个相对的概念。描述一个事物要有参照物，对于善恶美丑的区分都是相对的，看待任何事物，我们心理上都会先形成一个标准，然后去做相应的对比，即阴阳互比。比如说杨贵妃，有人觉得很胖，有人觉得很漂亮，所以说美丑是相对的，一定要明确其参照物是什么。有一个参照物，才是最客观的描述。"故有无相生，难易相成，长短相较，高下相倾，音声相和，前后相随"，阴阳的双方皆以另一方为存在条件。诊脉的时候，不能知阴不知阳、知阳不知阴、知左不知右、知浮不知沉，比如说脉浮，也是要参照对比，一定要清晰地明确这个参照物是什么。观察一个东西永远要先找参照物，找不到参照物，就没有办法去观察。

"是故脉之虚实盛衰，大小长短，滑涩迟数皆是阴阳双方互参互比而得，犹如权衡之法，一若不善比，则轻重不分，盛衰难定，虚实易混，脉象难明"。由此可知，岐轩脉法遵循的这些思想在古代的经书里面讲得非常清楚，我们要遵循"守一元法阴阳"这个理论、这个法则去解决问题。"故阴阳互比之法亦不可乱点鸳鸯，胡乱比之，其要亦一也"，表明诊脉时应该先找整体。"阴阳互比之法乃岐轩脉法的重要灵魂，它贯穿于《内经》各类诊脉方法之中，人迎寸口诊法即是互比之典型代表"，除了人迎寸口诊法之外，寸口诊法、三部九候诊法也是利用的这个理论。在辨阴阳的基础上进行阴阳互比，比而难分可以把它看作一个混乱的太极，比而分之则两仪即阴阳，若比出阴阳失衡就打破了动态的平衡。当阴阳不失衡的时候，是无法做出对比的，例如两个人一般高，就无法比谁低谁高。所以先找到"一"，辨阴阳第一，阴阳互比第二，这个思路非常重要。

另外，高个子人脉长，矮个子人脉短，胖人脉沉，瘦人脉浮，瘦人多火，胖人多痰，体质的不同导致了脉象的不一样，所以诊脉的时候就千差万别了。但是站在平人脉象的角度，作为一个相对健康的个体，仍然要达到阴平阳秘的动态平衡状态，此时对脉象的描述，不应两个人比，而应同一个人的六部脉进行阴阳互比，"矮人亦有脉长之病，高人亦有脉短之疾"。因此，智者应弃我执，客观地观看世间万物。

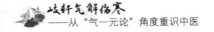

2.寸关尺三才图解

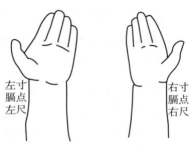

图 13　寸关尺三才图

精讲：春秋战国时期对寸口各部的定位与现在有些不同。那时左寸候心和膻中，左关候肝和膈，右寸候胸中和肺，右关候脾胃，两侧尺部同候季胁、腹部、肾；而现在则认为，左寸候心和小肠，左关候肝胆，左尺候肾和膀胱，右寸候肺和大肠，右关候脾胃，右尺候命门。到底以哪种为准，莫衷一是，岐轩脉法认为，两种方法的着眼点不同，故分类不同。"高骨定关"的规定有些笼统和模糊，它直接影响临床脉诊的准确性，而"岐轩脉法"要求从一下手就精准无误。

在《内经》对寸尺对应内脏进行论述时，并未明确提出关部对应人体的中焦。仔细阅读《素问·脉要精微论》："尺内两旁则季胁也，尺外以候肾，尺里以候腹。中附上，左外以候肝，内以候膈；右外以候胃，内以候脾。上附上，右外以候肺，内以候胸中；左外以候心，内以候膻中。前以候前，后以候后。上竟上者，喉胸中事也；下竟下者，少腹腰股膝胫足中事也。此固显然寸口分发脏腑之诊法矣。"（图 13）由此可知尺脉对应着季胁、腹部、肾。通过临床验证，发现"中附上"应理解为"人体的中焦对应着尺的上部"，"上附上"应该理解成"人体的上焦对应着尺脉上的寸脉"，也就是说，关部只是一个寸尺之界，阴阳之界，如同大家常说的天地人三才的人部是从属于大地的一部分一样。其实这种分类方法更符合"人法地，地法天"，"人生于大地之上，天覆于大地之外"的论述。参照全息理念，对于人体而言，中焦和下焦同归于腹，中间没有明显的人地之界，肚脐只是腹的中心点而已，就像大地的圆心，而作为天地的胸腹却有"膈为天地之界"之说，膈点和寸口脉的寸尺分界解剖特征极其类似。总而言之一句话，膈点分阴阳！

实践证明，《内经》中关于寸口定位的论述是准确无误的，关键是我们能不能无误差地继承。只有在临床中纠正一些错误的认识，才能让脉诊发挥更强大的作用，所以在岐轩脉法里我们明确指出了定位的标准，这是下手诊脉的必要前提。

膈点的位置及找寻方式:《内经》中只说"寸尺分阴阳"，未明确指出关部对应人体的中焦，即寸尺的界限；但这也给了我们启示：天人是一个整体，天人相应，人脉相应，寸口脉的阴阳界限对应人体是膈肌，对应脉即是膈点，即桡骨茎突平滑寸口脉一个明显的骨棱线，此为脉上的阴阳分界线。具体切诊方法为：手指在太渊穴下一点处做上下滑动，摸到一个骨棱样凸起，其最高点是膈点，垂直于脉管的线即是膈线，即寸尺、阴阳的分界线。

寸关尺定位：正常布指，膈点（线）以下为关、尺脉（古代统称尺脉），膈点（线）以上至手舟骨下缘线（手舟骨下缘与腕掌横纹的平行线，多数人与最上面的腕掌横纹重叠）为寸脉，尺脉以下为尺下，寸脉以上为寸上。

《难经图注》里有一张图，指出了寸关尺的关是一个界限，并注释了膈点的概念。从全息的角度去推敲也是这样，所以说，我们必须要知道掌握阴阳界限的意义和价值是极其重要的。

3. 手法法阴阳

《内经》曰："知内者，按而纪之，知外者，终而始之。"并将此与春夏秋冬脉象之变化，共同称为"持脉之大法"。学脉之人多不知此为何故，岐轩脉法谨遵《黄帝内经》法旨，索其奥义，昭其本来，故于此明而析之。此二者实为言诊脉举按法于阴阳内外之理也，也即"手法法阴阳"之理，然今人多于此义未能明澈，今再论之。

讲习脉法时人们常说，沉取如何如何，浮取如何如何，仔细思量，"沉取""浮取"与古脉法"举（浮）之""按（沉）之"之义实大不相同。从语法分析，沉取、浮取的"浮""沉"是副词，来修饰动词"取"，表明取的状态；浮（举）之、沉（按）之的"浮（举）""沉（按）"是动词，表示对脉发出的动作。故在古脉法中，诊脉时医者是在"举（浮）"的动作过程中，体会脉搏的变化（气之来），在"按（沉）"的动作过程中体会脉搏的变化（气之去），并非将手置于沉部不动或浮位不动感觉脉搏的变化。此即《内经》中"知内者，按而纪之，知外者，终而始之"之本义。关于举、按在《脉经》中有"持脉轻重法"，但如何真正做到随心所欲地举按分层次，而不是仅仅分四层、五层、十五层，在《岐轩易医脉法》中已详细讲解。

《岐轩脉法》中的诊脉手法独添一"抚"法，抚者，一察肤之滑涩紧柔温凉，一察脉体之变异也，抚脉以察"独"，独处藏奸也。"抚"，即察脉形体之起伏。

　　如何寻抚：正确布指（确定脉位），手指触摸到尺肤以后，左右滑动"寻"到脉管，然后在不改变脉管的形态下左右（垂直于脉管，横向）上下（平行重叠脉管，纵向）滑动体察脉管的形态，即为"抚"。寻抚，找到脉管，察脉形体之阴阳。

　　如何举按："知内者，按而纪之，知外者，终而始之"，寸口脉从皮至筋骨的动态体察为"按"，从筋骨至皮的动态体察为"举"。初级的举按练习是："举""按"过程各为一分钟，匀速，同时控力均匀自如，用意不用力，意到、气到、力到（此为整体力，根于足，发于腰，出于手指）。举按体察的是脉阴阳变化的动态（即脉管内容物的阴阳及其于脉管之间的相互作用下的阴阳状态。）。

　　布指：患者腕部自然置于脉枕之上，医者三指并拢成一条直线，放于患者寸口脉处，用指腹螺纹面切合于脉上。

　　运指：运指时与皮下结缔组织相合，与脉（管）发生相对静态和动态的位移。动作灵活、轻柔、不僵硬。若布指时不能满布寸关尺三部，则应整体进行上下平移。

　　初学脉者的手法只要掌握了举按寻抚就算已经入门，熟练以后再逐步学习高级班的"举按、寻抚、推放、静察、定观"，这样对脉象的把握就会越来越准确。

　　有人说学习脉诊要用很长的时间才能培养出脉感和手感，但不明指法法于阴阳之理而盲目练习，势必会南辕北辙，正确的脉感和指感永远都难练成。岐轩脉法告诉大家该怎样去练习每一种指法，并且告诉大家指法的关键窍妙，这也是岐轩脉法可以速成的关键。

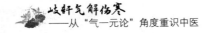

4. 天地人脉合一

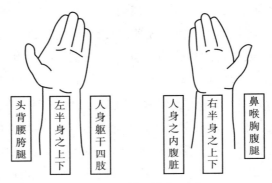

图 14　天地人脉合一图

　　上图内容来自《岐轩易医脉法》，概括起来就是左为阳，右为阴，故左脉候左，右脉候右；左为阳，右为阴，背为阳，腹为阴，故左以候背，右以候腹；左为阳，右为阴，外为阳，内为阴，故左以候外，右以候内；上为阳，下为阴，故上以候上，下以候下。读懂这些就足以在一定程度上为临床的辨证论治服务了。天地人脉遵循着人体阴阳与脉之阴阳全息匹配的规律，但不能超出阴阳之理，若只从全息考虑，就只会重视局部，不能掌握整体。也就是说诊脉必须在辨阴阳的基础上才有意义，而绝对不只是简单的全息对应，这一点必须明确。没有"气""阴阳"这两个灵魂，即使学了，那也仅仅是全息脉法而已，就如同脉诊丢掉了中医基础理论，丢掉了辨证论治，就会变得毫无意义。

　　掌握了以上的基础知识后，再通过《岐轩易医脉法》深入学习"辨脉阴阳十二图"，就能真正体会到"脉中自有天地大，全由心上起经纶"。

（二）"脉象剖析法阴阳" 精讲

我们根据近年来人们对脉象要素的分析和把握，结合《内经》脉理，把脉象化整为零，然后再化零为整地整合出各类脉象，从而找到了迅速把握脉象的方法。但我们更重视 "脉象要素分阴阳"，若只讲要素不辨阴阳，就失去了中医脉诊的意义。这是我们 "岐轩医学" 自始至终贯穿如一的灵魂。在学完手法、确定膈点、定好寸关尺以后，就需要做到人脉相应，找到人体的四度空间定位——上下、左右与浮沉，与人体的空间定位息息相应。把人体浓缩到寸关尺上，活灵活现的一个人就体现在手底下，就可以观察人体的气机，那么阴阳相感相交、阴升阳降、阴出阳入、升降出入、十二经脉运行的规律就在我们的脑海里展现出来了，接下来就是对脉象的具体分析了。为了能够相对精确地把握人体的气血循行状态，就要对脉象有一个彻底地剖析、认识，只有这样临床上才不会遇到障碍。

诊脉过程中，当不知道这个脉象是如何形成的时候，就需要认识和分析整个脉象的构成要素。把握千变万化的脉象，才能 "知其然亦知其所以然"，才能不被纷纭复杂的象迷惑。就像各种建筑一样，实质上从建筑材料上来讲并没有太大的区别，都是用的钢筋、水泥、砖瓦，只是体现出的形式是不一样的。脉象也是如此，无论如何跳动，构成脉象的根本要素是不会有变化的。因此，为了能够看到它的实质，就有必要分析脉象的要素。

形的运动离不开气的运动，形、气、神永远是高度统一的，形、气、神的不统一即意味着名存实亡。脉管的波动源于心脏的搏动。心脏搏动使血打到脉管里，心脏在中间，血进行出入循环，体现在气机中就表现为出入。运动的过程中，心脏的搏动与脉管的舒张、收缩运动是同步的，这就是共振。心脏一搏动，这种力量就会传导到外周，我们把它叫作气，所以说心脏的搏动力量就是气。心脏的这种气之所以能传导过来，是因为脉管里面还有血。心脏搏动力量的传导，再加上脉管里的血，就是气血，血运动体现在脉管中的流动，气血在这个时候是合在一起的。心脏一收缩，这种力量就附加在了血的身上，血就像箭一样射出去，这时候气和血就是一体的，所以如果脉管里面没有气血这个成分，就不会有脉象产生。因此，气、血是最重要的两个环节。

但是没有脉管的约束也不行，如果没有动脉，心脏一射血，血就散出去了，一样没有动脉脉象的跳动，所以说动脉在脉管的跳动，也是构成脉象的重要元素。"脉者，壅遏营气令无所避"，中医讲脉是壅遏营气的，把气血约束住，不要让它到处乱跑就是脉的作用。如果脉太细了，就会影响气血的运行。脉管里要有空隙，气血才能流动，所以说脉管都粘到一块儿去了也不行，那样脉管里面的气血就转不起来了。脉在搏动时，下边是筋骨，上边是结缔组织和皮肤，结缔组织相对顺应性比较好，也就是说脉管的外周环境有一个搏动的空间。脉管里面有空间充盈气血，外面还有结缔组织顺应它，跟它一起去搏动，所述这些因素都构成了脉象。

无论脉象怎样变化，都是从这四个角度出发，即脉跳动的周围空间、脉管的本身、脉中之气、脉中之血。

目前，研究脉法的有很多著作，都是通过脉象的要素构成对其进行探讨。脉象的构成要素，在《脉学心悟》里归了七类，《中国脉诊研究》里归成八类，李景唐的《中医脉象客观描述和检测的可能性及中医脉象图谱的设计》里归为九类，还有归成十三类的，甚至归成很多类的。而我们认为，构成脉象的基本的要素有脉的活动空间、脉管自身状态、脉中之气、脉中之血，脉象的基础就是"气一元论"、阴阳、五行学说。只有把中医的哲学理念渗透到这种要素分析中来，然后进行辨阴阳，才能真正地实现以不变应万变。

古人辨别脉象要素是从四个角度——位、数、形、势去把握，但是这四个角度太笼统，不能够全面表达人体的基本情况，和我们中医的研究有差距。为了能够和《内经》辨阴阳、升降出入相适应，我们根据中医的"气一元论"、阴阳五行、升降出入理论，与整体观念、辨证论治相适应，将脉象的要素进一步具体化而分成了七种，即脉位、脉形、脉气、脉血、脉幅、脉率、脉律，如果将七个要素整合起来就会更加细致准确。无论脉象怎么变，也跳不出这七个要素，把脉的时候就从这七个角度切入，再把这七个要素一起整合，最终无论脉象怎么变化我们都能够掌握。

所以说脉象并不复杂，一人一脉，世界上没有完全相同的两片树叶，同样世界上也没有两个人的脉是相同的。虽然脉象不一样，但是我们有规律可循：一是从变化的背后找到一个不变的规律，也就是平人脉象；二是把它化整为零。这样无论脉象怎样千变万化，只要掌握这七个要素就可以明白任何脉象背后的规律，就可以分析出正邪之间的关系和临床诊疗的关键点。

脉象若只讲要素不辨阴阳，那就失去了中医脉诊的意义。因此，我们应该对每种要素都辨阴阳，辨完阴阳后和气血的升降出入相结合，这就是中医最基本的东西，也就是"升降出入，无器不有"，这就是脉象剖析法阴阳的重要性，这也是岐轩医学自始至终贯穿的灵魂，也是打开中医大门的钥匙。在十二张脉图上，包括太极、阴阳、先天八卦、后天八卦、河图、洛书等整个传统文化的整合，通过一个脉法就把我们整个文化全融进来。弄懂这些后再把脉，就会觉得宇宙在手下。这些对宇宙自然的认识，就是我们对脉的认识。所以说我们学好中医，就可"达则兼济天下，穷则独善其身"，这个道不分大小，道其大无外，其小无内。

1. 辨脉位之阴阳

"器者生化之宇也"，"器散则生化之机息"。第一步辨脉位之阴阳就是要对我们所诊察的"器"进行定位，即脉的活动空间。这一步至关重要，在《四言举要》中明确提出"上下、左右与浮中沉，七法推寻"。

——摘自《岐轩脉法》

要确定一个脉，首先要知道这个脉的位置在哪里。所以摸脉的时候，就要明确摸的是左手还是右手，是寸脉还是尺脉，是处在浅的位置还是深的位置，这就是脉位。把脉时要有"脉位"这个信息，这个信息就是前面提到的人体四度空间定位，即对"器者，生化之宇也，器散则生化之机息"中的器进行左右、上下、前后、内外四度空间定位。《内经》中还提到"知左不知右，知右不知左，知上不之下，知浮不知沉，这叫七诊不具，治必不久已"，这是脉位之阴阳。辨脉位之阴阳要与人体四度空间相应，这就是人脉相应，是构成脉象要素的第一关。

2. 辨脉形体之阴阳

脉之形体是脉管本身的形态，而脉管本身的形态也要作为一个要素去辨阴阳。

（1）长短

《岐轩脉法》中指出，长短主要诊察人体气机的升降，所对应的主要是长脉和短脉。

长短的互比是人体形气的互比，是望诊和脉诊的一个重要融合点。对形体的观察可分成几个角度，长短只是对形体的其中一种描述，就像人个子高矮一样。因此长短的互比是人体形气的互比，主要反映人体气机的升降运动。

（2）大小（粗细）

《岐轩脉法》中指出，大小（粗细）表达人体气机的出入（聚散）运动。脉体大是因为气的外出运动太过，脉体细小是因为气机收敛太过之故。

大小就是粗细，就相当于胖瘦一样，对脉形体的观察，要根据表象去观察它背后的规律，学中医、学脉法关键就是要学会阴阳互比，当然前提是首先要辨别阴阳。

（3）起伏

起伏是指脉在寸关尺三部的浮中沉这个范围内的走行，它表达气机在人体内升降出入的整体态势，这一点对把握人体整体状态至关重要。

这也是初学者迅速学会诊脉的窍妙所在。一个起伏的信息融合了大小、长短、缓急、来去等很多因素，一象融万象，这是经过十几年的临床验证得出来的，是准确无误的窍妙。把大小、长短、缓急这些信息综合在一起，就有了曲线。这个曲线就叫起伏，如山脉之起伏。起就是阳，伏就是阴，它表达气机在人体内升降出入的整体态势。这样脉形辨阴阳就和气机的升降出入联系起来了，也和阴阳联系起来了。

（4）缓急（脉体紧张度）

"脉者，壅遏营气令无所避"，脉体的紧张度是对人体气机升降出入的重要调节。一般来说，脉象急为有寒，缓为有热，这符合热胀冷缩的规律。在脉象上主要辨别弦脉、紧脉和缓脉。其具体方法是：若只是脉体张力增强，按之如弓弦状，为弦脉；若脉体"紧张"或"拘急"，按之"左右弹人手"或如"切绳状"，为紧脉；若脉体"舒缓"或"缓纵"，按之有脉体"张力"或"弹性"低下的指感特征，为缓脉。

缓急，就像一个人是长得结实，还是长得松松垮垮，又或是浑身上下一股精气神儿，脉管也是这样。脉体有张力，这种张力的大小给我们提供了很多重要的信息。最简单的信息是，夏天的时候，脉管的张力会减小，而变得舒缓；冬天的时候脉管是紧的，是缩着的。这就是对脉形的观察，就像体会棉花或是硬棍一样，我们可以从中找出重要的信息。

3. 辨脉中"气"之阴阳

脉搏搏动的有力无力赖于气的盛衰，脉搏有力为阳，无力为阴。这对辨别气的虚实很关键，有力为气足，无力为气不足。

心脏搏动时，把气和血融合到一起，这个推动的力度就叫脉中之气。真正表达脉中之气，体察脉有力无力的时候，要从下面三个角度来剖析力量的表达。形盛气则盛，这是第一点，粗大的要比瘦小的有力；第二点就是紧张度，紧的就有力量；第三点是速度，速度快也体现了力量。因此，我们可以从以上三个角度分析形怎么样，气聚的怎么样，速度怎么样，这样对气盛衰的把握就会非常准确。

4. 辨脉中"血"之阴阳

脉为血府，血液（水分）充足脉体才会充实，血液（水分）欠缺，脉体可显空虚之象，或细或涩。

诊脉主要是对人体气血的把握。气血有体和用的区别，升降出入、交合聚散是对气血之用的把握，有用必有体，脉中之气、脉中之血言其体也。针对脉中之血的充实与空虚，可以自己做实验观察血管充实的变化：多喝水，喝到不断地去厕所，然后观察脉管的变化，这时就是脉中之血最充盈、最佳状态的时候。《内经》说过，"脉濡而滑是有胃气也"，"滑为阴气有余，涩为阳气有余"。多喝水时，胃气就会被拔出来，所以要想体会那种濡而滑的感觉，就多喝水，最后就能摸到这种感觉了，这样就把握住脉中之血了。

5. 辨脉幅（来去）之阴阳

脉来去的幅度由两方面决定，脉体的紧张度和"气"的鼓动力度。主要体现气机的出入状态，如来盛去衰，幅度太大，表明气的出入运动太过，幅度小则表明气机出入不畅。

脉气的出入是通过脉幅来体现的，脉幅作为一个要素和升降出入整合到一起，临床上将出入的顺畅与否及大小之间作互比。如果脉管的紧张度太高，往来就不流畅，如果脉管收得紧，鼓动的力量就大，这是脉气的鼓动力和脉管的约束力在消长变化，这个要素在将来学习"岐轩医学"的真阴真阳理论时，显得非常重要。分析构成脉来去的这几种力是相当重要的，若分析不清楚就不明白其含义，也就摸不出来。对脉之来去的准确把握，可详细参看《岐轩易医脉法》的"辨阴阳十二图解"之"来去周天图解"中的相关内容。

6. 辨脉率（快慢）之阴阳

脉率有徐疾之别。疾者，儿童为吉。病脉之疾，可因邪迫，气血奔涌而脉疾；亦可因正气虚衰，气血惶张，奋力鼓搏以自救，致脉亦疾。脉徐者，可因气血为邪气所缚，不得畅达而行徐；亦可因气血虚衰，无力畅达而行徐。

脉率分快慢，快与慢体现了阳气的盛衰状态。快了是火，慢了是水，快了是阳，慢了是阴。物壮则老，物极必反，有时候太快体现的不是火反而是虚，正如特别虚弱的患者，只要一动，就会心跳加速，所以说脉率也要辨阴阳。

7. 辨脉律

脉搏跳动的规律性就是指在一定时间段内，以脉五十动的时间为准，看脉搏是否发生变化。在临床上常会有这种情况，初持脉时的脉象过一会就发生了变化，过一会又变回来，或变革或成其他脉象，不一定是脉搏的中止才叫脉律发生了变化。当然现行的教科书皆以促、结、代来代表脉律变化，但这只是特殊情况而已，以此代表全部则有失偏颇。把握脉律的变化在诊脉时是非常重要的，自古以来很多医家对此都有一定争议。

为什么脉的跳动要以五十动的时间为准？所谓天地之大数，五十是很重要的一个数。过去用《易经》算卦，以五十根为全，五十根为天地之数，拿出一根，余下的四十九根再分时就有奇数和偶数，阴阳就出来了，但是天地之大数以五十作为圆满数。所以说过去的阴阳，它要求五十动，候五十动，五十动就满天地之数了。更重要的是，从另外一个角度讲，五十动是按五行来说的，每跳动十次，就是一个阴阳消长的过程。正常人一呼一吸，脉至四五动，一呼一吸就是阴阳消长的一个过程，而四五动象征着四季和五季。

脉律的"律"是规律的意思。脉律规律与否直接涉及人的中气、卫气的问题，所以说脉律很重要。脾居于中焦斡旋，每年的四季最后都由土来主管，即使由土来主管的时候也要有规律，这一动和下一动要顺序连接。很多时候我们发现心脉有间歇或结代，仔细查看后发现大多数是由于中气不足所致，所以补中气以后心脉的异常就好了。比如，治结代的经典方炙甘草汤其实就用到了许多补中气的药物，这时候我们要从阴阳五行的角度去阐释它。

仲景先师曾对"动数发息，便出汤药"提出批评，真正临床开方的时候是不允许如此的，这样做不够细致，只能采集部分信息而已。对脉的分析，只能说某个地方有一个独特点比较突出，不能用一个脉象把整个脉的搏动都描述出来，我们必须要有一个整体的观念。

在诊脉的过程中，我们基本上是按着这种方法去分析患者气机的运动变化的，当然在临床过程中脉象是千变万化的，但总不离这七个方面的分析。对于古人留下的宝贵经验，加以分析、继承和利用，临证必然处处贯通矣。

以上论述可以说已经将脉象阐释地很清楚了，但无论怎样说理，如果不能落实到手下和临床，都只能是纸上谈兵。经过多年临床地反复验证，我们终于找出了诊脉快速入手点，也就是说只要诊出"脉之起伏"，就能捕捉将近百分之七十的脉诊信息，加以正确分析，四诊合参，就可以大大提高临床水平，"两小时脉诊速成"也并非是痴人说梦。这就是脉诊速成的关键所在。

（三）升降出入在脉中

人之为器，升降出入也。升降者，阴阳也，出入者，阴阳也，无不出入，无不升降。故《素问·六微旨大论》曰："出入废则神机化灭，升降息则气立孤危。"因此，诊脉必须要能观察出人体气机的升降出入。此为脉诊之重要目的，也是对人体能量气血流动的动态把握。脉诊结合人体气机的升降出入规律可以说是《岐轩脉法》（张润杰著）的核心内容，是《内经》中阴阳互比脉法的一次重大发展。而且在我们"岐轩医学"中除了要把握"升降出入"，还要把握"交合聚散"。

寸口之脉，分寸关尺，人之皆知。然以阴阳分之，寸与尺为阳为阴也，左与右为阳为阴也，浮与沉为阳为阴也。既知阴阳，则升降出入自明矣。

1. 寸尺分阴阳

像人之上下也，在人上为阳，下为阴。以寸尺主之，脉之由尺入寸者，犹人之元气由下而上也，以天地论之为"地气上为云"；脉之由寸入尺者，犹如人之元气由上而下也，阳入阴中也，以天地论之为"天气下为雨"。此为阴升阳降、天地之交也，又地气上，天气下，此天地交泰之意也。此处建议参看《岐轩易医脉法》"五行干支图解岐轩脉法之升降交感"和"九宫图解岐轩脉法升降交感"。

2. 浮沉分阴阳

气聚则为物，散则为气。人亦气之所化也，故其气必聚，脉应之而沉、而去，此应阴也，应地之静；天人合一，人亦应天之动也，故气欲散，脉应之而浮、而来。以上两条可以察气之升降出入也。此处建议参看《岐轩易医脉法》的"脉应来去周天图解"。

3. 左右分阴阳

天地者，万物之上下；水火者，阴阳之征兆；左右者，阴阳之道路也。万物负阴而抱阳，人亦南面而立也，左阳之升，右阴之入，故曰：左右者，阴阳之道路也。故左以诊阳，右以诊阴。气血左右升降的规律建议参看《岐轩易医脉法》的"脉应左右周天图解"。

《内经》认为，四时阴阳者，生命之本也。人与天地相参，脉当何如而可知也。脉之阴阳亦即人之阴阳，人之阴阳亦即天地之阴阳也。《内经》曰，"故清阳为天，浊阴为地，地气上为云，天气下为雨，雨出地气，云出天气。故清阳出上窍，浊阴出下窍；清阳发腠理，浊阴走五脏；清阳实四肢，浊阴归六腑"。

在真正下手之时，则又有巧妙在手中也。人体气血升降出入均衡无偏，则脉居中直过，不浮不沉，抚之当无脉体之起伏；然人体一有失衡，则脉现起伏。我们根据能量总是从高向低流动的原理，就能发现气升降出入的失衡所在，另外，再根据人体正气有趋邪抗邪之特点，而知邪气之所在，从而准确用药施治。在《雷公炮制药性赋》中云："升降浮沉之辨豁然贯通，始可以为医而司人命也。"故学会诊脉之后再掌握《岐轩药物法象》就可以"为医而司人命"了。

当准确地把握人体气机的升降出入运动规律之后，再深入学习《岐轩易医脉法》，进一步掌握人体气机"交合聚散"的规律在脉中的体现，则处方、用药、针灸、推拿之技术水平就会更上一层楼。

（四）平人脉象精讲

什么叫平人脉象。平人脉象不是一种脉象，它是我们运用阴阳法则对整个脉象剖析出来的一种平衡的状态，我们通过辨别多个层次的阴阳，最后发现其都是平衡的状态，即阴平阳秘。

平人脉象就在这种千变万化，一人一象里面，我们要把握住脉象变化背后的法则。《内经》曰："春日浮，如鱼之游在波；夏日在肤，泛泛乎万物有余；秋日下肤，蛰虫将去；冬日在骨，蛰虫周密。"这是讲春夏秋冬对人的影响。但是在《内经》中的"春弦、夏洪、秋毛、冬石"前面还有一个"微"字，即春日胃而微弦，夏日胃而微洪（有人叫微钩），秋日胃而微毛，冬日胃而微石，所以春弦、夏洪、秋毛、冬石最后都必须以胃气为本，然后在此基础上有微微的变化，但是这种微微的变化不能干扰阴阳平衡的状态，一旦这种阴阳平衡的状态遭到破坏，就会产生病态。临床中进行阴阳互比的时候，若比出的差距非常大，明显不一样，就很容易找出疾病所在，所以差距越大、阴阳失衡越明显，切脉时就越容易分辨。最难的情况是碰见没有大问题但又想调理身体的人，这时候就需要仔仔细细地去比，一环一环地观察，才能清楚地分析出气机的异常。这就是对平人脉象的全面分析，这个观念很重要，它是千变万化的脉象背后的那个不变的东西，是通过万千之象，总结出的不变的规律。

马克思先生总结出的这个供求关系非常经典。如果生产的东西多了，需要的少了，价格就便宜；如果生产的东西少了，需要的多了，价格就贵。根据这个供需关系，价格以价值为轴不断波动变化，由此提出了"价格、价值"的概念和价值规律。价值与价格是一对阴阳，当打破这对阴阳的平衡时，价格就会出现波动，但波动的背后总是会有一个不变的平衡线，波动的范围会一直围绕着它，当波动大幅度脱离这个平衡线时就会爆发大规模的经济危机。这个隐藏在价格波动背后的平衡线，即为价值。同样，脉法也有存在于脉象中的一种规律，即平人脉象。平人脉象的概念就类似于这个价值规律。这个曲线图的纵坐标为脉象随四时变化之幅度，横坐标为阴阳平衡线，上为阳，下为阴。如果人体的阴阳消长波动幅度太大，人体阴平阳秘的状态必然会遭到破坏，从而产生疾病。平人脉象是万千脉象背后的一种规律，是整个脉的主导，但是却不能用一个具体的象来描述。就像本质跟现象之间的关系一样，本质不等于现象，现象不能完全代表本质，但是本质一定是隐藏在千变万化的现象背后的，二者是一体的。如果平人脉象和脉象之间脱离了上述脉象的变化，就不会有平人脉象。通过这个角度，我们把传统文化阴阳的概念、阴阳的法则和人体最终融合起来，用阴阳哲学的观点来解决人体各种疾病问题。

当真正学会并理解中医时，是可以进行空中取药的，空间是药物，时间也是药物。比如针对脉中有郁阻且寒气在深层的患者，冬天用药效果相对差一些，这时可以先调养一段时间，等到春夏之际借助春天升发、夏天炎上的力量再用药，使邪从里面透达开来，阴阳就容易调至平衡了，所以临床治病就要顺应自然，借力而行。所以说，只要仔细品味《内经》的相关脉语，自可了悟《内经》主旨，明白古圣先贤良苦之用心，真的是古不予欺也！

天地者，一大太极也，人身者，一小太极也，天下万物亦各具太极之理。太极者，阴阳相抱而不离也，阴非其阴，盖阴中有阳，阳非其阳，盖阳中有阴，阴得阳和，阳得阴收。上述"阴阳相抱而不离"的状态就好比一锅水中放入米熬成粥时，水、米已经浑然为一体，如果米是米，水是水，这粥肯定不好喝。阴阳平衡为阴阳交合做铺垫，最终达到阴阳和合，而阴阳和合的前提一定是阴阳平衡，这样才能够水乳交融。我们在看阴阳的时候，不能阴就是阴，阳就是阳，一定是水乳交融，否则就会出现孤阴孤阳。我们说的水乳交融其实就是太极，太极的平衡观告诉我们，阴阳相抱而不离，阴非其阴，盖阴中有阳，阳非其阳，盖阳中有阴，阴得阳和，阳得阴收，太极也。故《内经》云："阴平阳秘，精神乃治，阴阳离决，精气乃绝。"

是故平人之脉象亦必合于阴平阳秘之旨，合于太极混元之理。所谓，"平人者不病，不病者，脉口人迎应四时也，上下相应而俱往来也，六经之脉不结动也，本末之寒温相守司也，形肉血气必相称也，是谓平人"。这是《内经》上的一段话，这段话已经超越单纯地切脉的层次了。"所谓平人者不病，不病者，脉口人迎应四时也"，这里说的天人相应的概念，就像是天气转凉时要添加衣物保暖，天热时要减少衣物一样。若是夏天穿着棉衣、棉裤就不正常了，就不能顺应四时而生存，所以说"脉口人迎应四时"说的就是人与自然的阴阳要相应。"上下相应俱往来"指的是上下阴阳要平衡。"六经之脉不结动"指的是六脉都在不快不慢、协调一致、均匀地运动。"本末之寒温相守司"指的是五脏和四肢要寒温相守，内外平衡。"形肉血气必相称"的意思是，若此人形体粗大，脉象却微细无比，说明他脉中气血很弱，形肉、血气这对阴阳已经失衡；若是此人瘦小，脉象却是洪大有力，这是火毒壅三焦，亦非常危险。所以说《内经》这段话充分体现了阴平阳秘的观点。所谓的平人脉象就是阴平阳秘法则在脉象上的一个体现。平人脉象是金标准，若是丢失了平人脉象，我们在临床时就会变得模糊不清。

　　阴阳于脉，浮为阳，沉为阴，平衡则不浮不沉，居于中，即所谓"脉从中直过也"；上为阳，下为阴（寸尺也），阴平阳秘则上下脉大小、浮沉、长短、来去无偏也；左为阳，右为阴，阴阳调和则左右齐等。《内经》曰："寸口主中，人迎主外。"此寸口人迎者即阴阳，阴主里，阳主外。又言："两者相应，俱往俱来，若引绳，大小齐等，春夏人迎微大，秋冬寸口微大，如是者，名曰平人。"

　　这里说的是阴阳互比，是自己的脉互比，而不是与另一个人的脉比较，因为两个人的气血之间是没有可比性的。"形肉、血气必相称"，即使脉象偏弱，但是只要形脉气象相称，就不是病态。所以说"两者相应，俱往俱来，若引绳，大小齐等，春夏人迎微大，秋冬寸口微大，如是则平人"。

　　《伤寒论》曰："脉病欲知愈未愈者，何以别之？答曰：寸口、关上、尺中三处，大小、浮沉、迟数同等，虽有寒热不解者，此脉阴阳为和平，虽剧当愈。"

　　仲景先师在此说得很清楚：只要上下、大小互比相差无几，浮沉也没有明显的区别，基本就能够保持阴阳平衡，这样就是有其他的不平衡也不会有太大的问题，因为此时仍在往阴平阳秘的方向发展。由此可见，仲景先师也是以平人脉象为基准进行临床诊脉的，整部《伤寒论》都建立在平人脉象的基础之上。若是不能将这些思路融会贯通，就不能把《伤寒论》灵活地运用起来，临床上也只能简单地以证（症）对方，如见往来寒热、口渴、欲呕就用小柴胡颗粒，水气凌心、振振欲擗地就用真武汤等。这只是继承了先辈的经验，并没有承袭中医的智慧，多可惜呀！

　　《辨脉法》曰："阳脉浮大而濡，阴脉浮大而濡，阴脉与阳脉同等者，名曰缓也。"人者禀中气而生，中气者土也，土之数为五，故人一呼一吸之间，脉当五动以应土，且五十动而不结代也。阳性刚，阴性柔，阴阳和合，刚柔相济，脉亦如之，故似有力似无力也。脉之至为阳，当有力，阳中有阴，故不失其柔；脉之止也，为阴，像地，故脉软柔，然阴中有阳，故亦不失为有力。故悟得太极即平人之理，则平人之脉象亦知矣。

在《脉象剖析法阴阳》中，将整个脉象从七个角度去剖析，从各个角度先辨阴阳，然后阴阳互比。只要把这七个角度的阴阳与人体相对应，整个把脉过程就会清晰明了。

周学霆的《三指禅》在中医脉诊中有很大的影响，书中强调"以平人脉象为准则和尺度"，如无平人脉象作对比，诊脉就会阴阳难辨，这也基本暗合了《内经》脉法之密旨。周学霆将平人脉象和脉象相组合，最终提出了"缓脉"的概念，并以"缓脉"定平人。他认为缓脉是脉有神气、有胃气的表现，并解释说："四时之脉，和缓为宗，缓即为有胃气也。万物皆生于土，久病而稍带一'缓'字，是为有胃气，其生可预卜耳。"周学霆得平人脉象之意，曾作诗赞之曰："四至调和百脉通，浑涵元气此身中。消融宿疾千般苦，保合先天一点红。露颗圆匀宜夜月，柳条摇曳趁春风。欲求极好为权度，缓字医家第一功。"周学霆的《三指禅》是对《内经》脉法的继承和实际应用的总结，通过学习《三指禅》可以更好地领会《内经》中脉法之奥旨。

古人的传承多是凭感觉，如周学霆提出了"禅悟"之法，即"医理无穷，脉学难晓，会心人一旦豁然，全凭禅悟。""焚香跌坐，静气凝神，将缓字口诵之，心维之，手摩之，反复而详玩之，久之，缓归指上。以此权度诸脉，了如指掌。"禅悟很难，最终会导致"心中易了，指下难明"的失传。《内经》中讲"持脉有道，虚静为保"，因此，我们只要理解、掌握了这个原则之后，慢慢地就能够从指下体会出来。真正的平人脉象，要通过阴阳的法则和智慧来掌握，不能靠意会、感觉。

🌓附二　《伤寒论》统计整理

本书是在对《伤寒论》进行三遍系统的学习研究和两遍统计原文的前提下，发现了其中的规律并整理出来的一部著作。对《伤寒论》原文的统计分别是按照如下两种模式整理研究学习的：①每一味中药出现的频率、方剂及条文；②三阴三阳病的主证、兼证、主脉、兼脉、主症、兼症、主治、兼治，以及涉及的条文。第 3 遍是将拆开的《伤寒论》再统一起来学习、体会其整体性、一气性。下面按照每一味中药出现的频率、方剂及条文进行统计（表 1）。

《伤寒论》共 113 个方，92 味药。

表 1　《伤寒论》中中药、方剂、条文归类表

	频率 （次）	方剂	条文
炙甘草	67	桂枝汤 / 桂枝加厚朴杏子汤 / 桂枝加葛根汤 / 桂枝加附子汤 / 桂枝去芍药汤 / 桂枝去芍药加附子汤 / 桂枝麻黄各半汤 / 桂枝二麻黄一汤 / 白虎加人参汤 / 桂枝二越婢一汤 / 桂枝去桂加茯苓白术汤 / 甘草干姜汤 / 芍药甘草汤 / 调胃承气汤 / 四逆汤 / 葛根汤 / 葛 /	12、13、15、24、25、44、45、53、54、56、57、91、95、164、234、240、276、372、387/ 18、43/ 14/ 20/ 21/ 22/ 23/ 25/ 26、68 ～ 170、222/ 27/ 28/29/29/ 29、70、94、

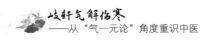

续表

	频率（次）	方剂	条文
炙甘草	67	根加半夏汤/葛根芩连汤/麻黄汤/小柴胡汤/大青龙汤/小青龙汤/桂枝加芍药生姜各一两人参三两新加汤/麻黄杏仁甘草石膏汤/桂枝甘草汤/茯苓桂枝甘草大枣汤/茯苓桂枝甘草白术汤/芍药甘草附子汤/茯苓四逆汤/茯苓甘草汤/栀子甘草豉汤/小建中汤/柴胡加芒硝汤/桃核承气汤/桂枝去芍药加蜀漆牡蛎龙骨救逆汤/桂枝加桂汤桂枝甘草龙骨牡蛎汤/柴胡桂枝汤/柴胡桂枝干姜汤/半夏泻心汤/生姜泻心汤/甘草泻心汤/旋覆代赭汤/桂枝人参汤/黄芩汤/黄芩加半夏生姜汤/黄连汤/桂枝附子汤/桂枝附子去桂加白术汤/甘草附子汤/白虎汤/炙甘草汤/栀子柏皮汤/麻黄连翘赤小豆汤/桂枝加芍药汤/桂枝加大黄汤/麻黄附子甘草汤/半夏散（汤）/通脉四逆汤/四逆散/当归四逆汤/当归四逆加吴茱萸生姜汤/麻黄升麻汤/四逆加人参汤/理中丸/通脉四逆加猪胆汁汤/竹叶石膏汤	105、123、207、248、249/29、91、92、323、324、353、354、372、377、388、389/31、32/33/34/35～37、46、51、52、55、232、235/37、96～101、103、104、144、148、149、229～231、266、379、394/38、39/40、41/62/63、162/64/65/67/68/69/73、356/76/100、102/104/106/112/117/118/146/147/149、158/157/158/161/163/172/172/173/174/174/175/176、219、350/155/261/262/279/279/302/313/317、370/318/351/352/357/385/385/390/397

172

	频率（次）	方剂	条文
生甘草	3	厚朴生姜半夏甘草人参汤 / 甘草汤 / 桔梗汤	66/ 311/ 311
桂枝（去皮）	39	桂枝汤 / 桂枝加葛根汤 / 桂枝加厚朴杏子汤 / 桂枝加附子汤 / 桂枝去芍药汤 / 桂枝去芍药加附子汤 / 桂枝麻黄各半汤 / 桂枝二麻黄一汤 / 桂枝二越婢一汤 / 葛根汤 / 葛根加半夏汤 / 麻黄汤 / 大青龙汤 / 小青龙汤 / 桂枝加芍药生姜各一两人参三两新加汤 / 桂枝甘草汤 / 茯苓桂枝甘草大枣汤 / 茯苓桂枝甘草白术汤 / 五苓散 / 茯苓甘草汤 / 小建中汤 / 桃核承气汤 / 柴胡加龙骨牡蛎汤 / 桂枝去芍药加蜀漆牡蛎龙骨救逆汤 / 桂枝加桂汤 / 桂枝甘草龙骨牡蛎汤 / 柴胡桂枝汤 / 黄连汤 / 桂枝附子汤 / 甘草附子汤 / 炙甘草汤 / 桂枝加芍药汤 / 桂枝加大黄汤 / 半夏散（汤）/ 乌梅丸 / 当归四逆汤 / 当归四逆加吴茱萸生姜汤 / 麻黄升麻汤 / 柴胡桂枝干姜汤	12、13、15、24、25、44、45、53、54、56、57、91、95、164、234、240、276、372、387/ 14/ 18/ 43/ 20/ 21/ 22/ 23/ 25/ 27/ 31、32/ 33/ 35 ~ 37、46、51、52、55、232、235/ 38、39/ 40、41/ 62/ 64/ 65/ 67/ 71 ~ 74、141、156、244、386/ 73、356/ 100、102/ 106/ 107/ 112/ 117/ 118/ 146/ 173/ 174/ 175/ 177/ 279/ 279/ 313/ 338/ 351/ 352/ 357/ 147
桂枝（别切）	1	桂枝人参汤	163

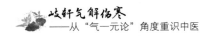

岐轩气解伤寒
——从"气一元论"角度重识中医

续表

	频率 （次）	方剂	条文
大枣	40	桂枝汤 / 桂枝加葛根汤 / 桂枝加厚朴杏子汤 / 桂枝加附子汤 / 桂枝去芍药汤 / 桂枝去芍药加附子汤 / 桂枝麻黄各半汤 / 桂枝二麻黄一汤 / 桂枝二越婢一汤 / 桂枝去桂加茯苓白术汤 / 葛根汤 / 葛根加半夏汤 / 小柴胡汤 / 大青龙汤 / 桂枝加芍药生姜各一两人参三两新加汤 / 茯苓桂枝甘草大枣汤 / 小建中汤 / 大柴胡汤 / 柴胡加芒硝汤 / 柴胡加龙骨牡蛎汤 / 桂枝去芍药加蜀漆牡蛎龙骨救逆汤 / 桂枝加桂汤 / 柴胡桂枝汤 / 半夏泻心汤 / 十枣汤 / 生姜泻心汤 / 甘草泻心汤 / 旋覆代赭汤 / 黄芩汤 / 黄芩加半夏生姜汤 / 黄连汤 / 桂枝附子汤 / 桂枝附子去桂加白术汤 / 炙甘草汤 / 吴茱萸汤 / 麻黄连翘赤小豆汤 / 桂枝加芍药汤方 / 桂枝加大黄汤 / 当归四逆汤 / 当归四逆加吴茱萸生姜汤	12、13、15、24、25、44、45、53、54、56、57、91、95、164、234、240、276、372、387/ 14/ 18、43/ 20/ 21/ 22/ 23/ 25/ 27/ 28/ 31、32/ 33/ 37、96～101、103、104、144、148、149、229 ～ 231、266、379、394/ 38、39/ 62/ 65/ 100、102、103、136、165/ 104/ 107/ 112/ 117/ 146/ 149/ 152/ 157/ 157、158/ 161/ 172、333/ 172/ 173/ 174/ 174/ 177/ 243、309、378/ 262/ 279/ 279/ 351/ 352

174

续表

	频率（次）	方剂	条文
生姜	37	桂枝汤 / 桂枝加葛根汤 / 桂枝加厚朴杏子汤 / 桂枝加附子汤 / 桂枝去芍药加附子汤 / 桂枝去芍药汤 / 桂枝麻黄各半汤 / 桂枝二麻黄一汤 / 桂枝二越婢一汤 / 桂枝去桂加茯苓白术汤 / 葛根汤 / 葛根加半夏汤 / 小柴胡汤 / 大青龙汤 / 桂枝加芍药生姜各一两人参三两新加汤 / 厚朴生姜半夏甘草人参汤 / 茯苓甘草汤 / 栀子生姜豉汤 / 真武汤 / 小建中汤 / 大柴胡汤 / 柴胡加芒硝汤 / 柴胡加龙骨牡蛎汤 / 桂枝去芍药加蜀漆牡蛎龙骨救逆汤 / 桂枝加桂汤 / 柴胡桂枝汤 / 生姜泻心汤 / 旋覆代赭汤 / 黄芩加半夏生姜汤 / 桂枝附子汤 / 桂枝附子去桂加白术汤 / 炙甘草汤 / 吴茱萸汤 / 麻黄连翘赤小豆汤 / 桂枝加芍药汤 / 桂枝加大黄汤 / 当归四逆汤加吴茱萸生姜汤	12、13、15、24、25、44、45、53、54、56、57、91、95、164、234、240、276、372、387/ 14/ 18/ 43/ 20/ 22/ 21/ 23/ 25/ 27/ 28/ 31、32/ 33/ 37、96 ～ 101、103、104、144、148、149、229 ～ 231、266、379、394/ 38、39/ 62/ 66/ 73、356/ 76/ 82、316/ 100、102/ 103、136、165/ 104/ 107/ 112/ 117/ 146/ 157/ 161/ 172/ 174/ 174/ 177/ 243、309、378/ 262/ 279/ 279/ 352

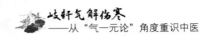

	频率（次）	方剂	条文
芍药	30	桂枝汤 / 桂枝加葛根汤 / 桂枝加厚朴杏子汤 / 桂枝加附子汤 / 桂枝麻黄各半汤 / 桂枝二麻黄一汤 / 桂枝二越婢一汤 / 桂枝去桂加茯苓白术汤 / 芍药甘草汤 / 葛根加半夏汤 / 葛根汤 / 小青龙汤 / 桂枝加芍药生姜各一两人参三两新加汤 / 芍药甘草附子汤 / 真武汤 / 小建中汤 / 大柴胡汤 / 桂枝加桂汤 / 柴胡桂枝汤 / 黄芩汤 / 黄芩加半夏生姜汤 / 麻子仁丸 / 桂枝加芍药汤 / 桂枝加大黄汤 / 黄连阿胶汤 / 当归四逆汤 / 四逆散 / 当归四逆加吴茱萸生姜汤 / 附子汤 / 麻黄升麻汤	12、13、15、24、25、44、45、53、54、56、57、91、95、164、234、240、276、372、387/ 14/ 18/ 43/ 20/ 23/ 25/ 27/ 28/ 29/ 33/ 31/ 32/ 40、41/ 62/ 68/ 82、316/ 100、102/ 103、136、165/ 117/ 146/ 172、333/ 172/ 247/ 279/ 279/ 303/ 351/ 318/ 352/ 304、305/ 357
干姜	22	甘草干姜汤 / 四逆汤 / 小青龙汤 / 干姜附子汤 / 茯苓四逆汤 / 栀子干姜汤 / 半夏泻心汤 / 生姜泻心汤 / 甘草泻心汤 / 桂枝人参汤 / 黄连汤 / 桃花汤 / 白通汤 / 白通加猪胆汁汤 / 通脉四逆汤 / 乌梅丸 / 麻黄升麻汤 / 干姜黄芩黄连人参汤 / 四逆加人参汤 / 理中丸 / 通脉四逆加猪胆汁汤 / 柴胡桂枝干姜汤	29/ 29、91、92、323、324、353、354、372、377、388、389/ 40、41/ 61/ 69/ 80/ 149/ 157/ 157、158/ 163/ 173/ 306、307/ 314、315/ 315/ 317、370/ 338/ 357/ 359/ 359/ 386、396/ 390/ 147

	频率（次）	方剂	条文
人参	21	白虎加人参汤 / 小柴胡汤 / 桂枝加芍药生姜各一两人参三两新加汤 / 厚朴生姜半夏甘草人参汤 / 茯苓四逆汤 / 柴胡加芒硝汤 / 柴胡加龙骨牡蛎汤 / 柴胡桂枝汤 / 半夏泻心汤 / 生姜泻心汤 / 旋覆代赭汤 / 桂枝人参汤 / 黄连汤 / 炙甘草汤 / 吴茱萸汤 / 附子汤 / 乌梅丸 / 干姜黄芩黄连人参汤 / 四逆加人参汤 / 理中丸 / 竹叶石膏汤	26、168 ～ 170、222/ 37、96 ～ 101、103、104、144、148、149、229 ～ 231、266、379、394/ 62/ 66/ 69/ 104/ 107/ 146/ 149/ 157/ 161/ 163/ 173/ 177/ 243、309、378/ 304、305/ 338/ 359/ 385/ 386、396/ 397
附子（炮制）	12	桂枝加附子汤 / 桂枝去芍药加附子汤 / 芍药甘草附子汤 / 真武汤 / 附子泻心汤 / 桂枝附子汤 / 桂枝附子去桂加白术汤 / 甘草附子汤 / 麻黄细辛附子汤 / 麻黄附子甘草汤 / 附子汤 / 乌梅丸	20/ 22/ 68/ 82、316/ 155、156、157/ 174/ 174/ 175/ 301/ 302/ 304、305/ 338
附子（生用）	8	干姜附子汤 / 茯苓四逆汤 / 四逆汤 / 白通汤 / 白通加猪胆汁汤 / 通脉四逆汤 / 四逆加人参汤 / 通脉四逆加猪胆汁汤	61/ 69/ 29、91、92、323、324、353、354、372、377、388、389/ 314、315/ 315/ 317、370/ 385/ 390

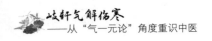

续表

频率（次）	方剂	条文
半夏 17	葛根加半夏汤/小柴胡汤/小青龙汤/大柴胡汤/柴胡加龙骨牡蛎汤/小陷胸汤/半夏泻心汤/生姜泻心汤/甘草泻心汤/旋覆代赭汤/柴胡加芒硝汤/柴胡桂枝汤/黄连汤/苦酒汤/半夏散及汤/竹叶石膏汤/厚朴生姜半夏甘草人参汤	33/37、96～101、103、104、144、148、149、229～231、266、379、394/40、41/103、136、165/107/138、141/149/157/157、158/161/104/146/173/312/313/397/66
黄芩 15	葛根芩连汤/小柴胡汤/大柴胡汤/柴胡加芒硝汤/柴胡加龙骨牡蛎汤/柴胡桂枝汤/半夏泻心汤/附子泻心汤/生姜泻心汤/甘草泻心汤/黄芩汤/黄芩加半夏生姜汤/麻黄升麻汤/干姜黄芩黄连人参汤/柴胡桂枝干姜汤	34/37、96～101、103、104、144、148、149、229～231、266、379、394/103、136、165/104/107/146/149/155～157/157、158/172、333/172/357/359/147
大黄 14	调胃承气汤/桃核承气汤/柴胡加龙骨牡蛎汤/抵当汤/抵当丸/大陷胸汤/大陷胸丸/大黄黄连泻心汤/附子泻心汤/小	29、70、94、105、123、207、248、249/106/107/124、125、237、257/126/134～137、149/131/154、156、164/155～157/208、209、213、214、250、

178

	频率（次）	方剂	条文
大黄	14	承气汤 / 大承气汤 / 茵陈蒿汤 / 麻子仁丸 / 桂枝加大黄汤	251、374/ 238、240～242、251～253、208、209、212、215、217、220、254～256、320～322/ 236、260/ 247/ 279
麻黄（去节）	13	桂枝加葛根汤 / 桂枝麻黄各半汤 / 桂枝二麻黄一汤 / 葛根汤 / 葛根加半夏汤 / 麻黄汤 / 大青龙汤 / 小青龙汤 / 麻杏甘石汤 / 麻黄连翘赤小豆汤 / 麻黄细辛附子汤 / 麻黄附子甘草汤 / 麻黄升麻汤	14/ 23/ 25/ 31、32/ 33/ 35～37、46、51、52、55、232、235/ 38、39/ 40、41/ 63/ 162/ 262/ 301/ 302/ 357
麻黄（不去节）	1	桂枝二越婢一汤	27
黄连	12	葛根芩连汤 / 小陷胸汤 / 半夏泻心汤 / 大黄黄连泻心汤 / 附子泻心汤 / 生姜泻心汤 / 甘草泻心汤 / 黄连汤 / 黄连阿胶汤 / 乌梅丸 / 干姜黄芩黄连人参汤 / 白头翁汤	34/ 138、141/ 149/ 154、156、164/ 155～157/ 157/ 157、158/ 173/ 303/ 338/ 359/ 371、373
茯苓	11	桂枝去桂加茯苓白术汤 / 茯苓桂枝甘草大枣汤 / 茯苓桂枝甘草白术汤 / 茯苓四逆汤 / 五苓散 / 茯苓甘草汤 / 真武汤 / 柴胡加龙骨牡蛎汤 / 猪苓汤 / 附子汤 / 四逆散	28/ 65/ 67/ 69/ 71～74、141、156、244、386/ 73、356/ 82、316/ 107/ 223、224、319/ 304、305/ 318

续表

	频率（次）	方剂	条文
白术	10	桂枝去桂加茯苓白术汤/苓桂术甘汤/五苓散/真武汤/桂枝人参汤/桂枝附子去桂加白术汤/甘草附子汤/附子汤/麻黄升麻汤/理中丸	28/67/71～74、141、156、244、386/82、316/163/174/175/304、305/357/386、396
杏仁	9	桂枝厚朴杏子汤/桂枝麻黄各半汤/桂枝二麻黄一汤/麻黄汤/大青龙汤/麻杏石甘汤/大陷胸丸/麻子仁丸/麻黄连翘赤小豆汤	18、43/23/25/35～37、46、51、52、55、232、235/38、39/63、162/131/247/262
栀子	8	栀子豉汤/栀子甘草豉汤/栀子生姜豉汤/栀子厚朴汤/栀子干姜汤/茵陈蒿汤/栀子柏皮汤/枳实栀子豉汤	76～78、221、228、375/76/76/79/80/236、260/261/393
枳实	7	栀子厚朴汤/大柴胡汤/小承气汤/大承气汤/麻子仁丸/四逆散/枳实栀子豉汤	79/103、136、165/208、209、213、214、250、251、374/238、240～242、251～253、208、209、212、215、217、220、254～256、320～322/247/318/393
柴胡	7	小柴胡汤/大柴胡汤/柴胡加芒硝汤/柴胡加龙骨牡蛎汤/柴胡桂枝汤/四逆散/柴胡桂枝干姜汤	37、96～101、103、104、144、148、149、229～231、266、379、394/103、136、165/104/107/146/318/147

	频率（次）	方剂	条文
石膏	7	白虎加人参汤/桂枝二越婢一汤/大青龙汤/麻杏石甘汤/白虎汤/麻黄升麻汤/竹叶石膏汤	26、168～170、222/27/38、39、63、162/176、219、350/357/397
厚朴	6	桂枝加厚朴杏子汤/厚朴生姜半夏甘草人参汤/栀子厚朴汤/小承气汤/大承气汤/麻子仁丸	18、43/66/79/208、209、213、214、250、251、374/238、240～242、251～253、208、209、212、215、217、220、254～256、320～322/247
芒硝	6	调胃承气汤/桃核承气汤/大陷胸汤/大陷胸丸/大承气汤/柴胡加芒硝汤	29、70、94、105、123、207、248、249/106/134～137、149/131/238、240～242、251～253、208、209、212、215、217、220、254～256、320～322/104
牡蛎	5	柴胡加龙骨牡蛎汤/桂枝去芍药加蜀漆牡蛎龙骨救逆汤/桂枝甘草龙骨牡蛎汤/牡蛎泽泻散/柴胡桂枝干姜汤	107/117/118/395/147
细辛	5	小青龙汤/麻黄细辛附子汤/当归四逆汤/当归四逆加吴茱萸生姜汤/乌梅丸	40、41/301/351/352/338

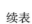
续表

	频率（次）	方剂	条文
葛根	4	桂枝加葛根汤 / 葛根汤 / 葛根加半夏汤 / 葛根芩连汤	14/ 31、32/ 33/ 34
香豉	4	栀子豉汤 / 栀子甘草豉汤 / 栀子生姜豉汤 / 枳实栀子豉汤	76 ～ 78、221、228、375/ 76/ 76/ 393
粳米	4	白虎加人参汤 / 白虎汤 / 竹叶石膏汤 / 桃花汤	26、168 ～ 170、222/ 176、219、350/ 397/ 306、307
当归	4	当归四逆汤 / 当归四逆加吴茱萸生姜汤 / 乌梅丸 / 麻黄升麻汤	351/ 352/ 338/ 357
黄柏	3	栀子柏皮汤 / 乌梅丸 / 白头翁汤	261/ 338/ 371、373
猪胆汁	3	蜜煎方 / 白通加猪胆汁汤 / 通脉四逆加猪胆汁汤	223/ 315/ 390
阿胶	3	炙甘草汤 / 猪苓汤 / 黄连阿胶汤	177/ 223、224、319/ 303
龙骨	3	柴胡加龙骨牡蛎汤 / 桂枝去芍药加蜀漆牡蛎龙骨救逆汤 / 桂枝甘草龙骨牡蛎汤	107/ 112/ 118
桃仁	3	桃核承气汤 / 抵当汤 / 抵当丸	106/ 124、125、237、257/ 126
泽泻	3	五苓散 / 猪苓汤 / 牡蛎泽泻散	71 ～ 74、141、156、244、386/ 223、224、319/ 395
知母	3	白虎加人参汤 / 白虎汤 / 麻黄升麻汤	26、168 ～ 170、222/ 176、219、350/ 357

续表

	频率（次）	方剂	条文
甘遂	2	大陷胸汤 / 十枣汤	134～137、149/ 152
水蛭 / 虻虫	2	抵当汤 / 抵当丸	124、125、237、257/ 126
禹余粮	2	禹余粮丸 / 赤石脂禹余粮方	88/ 159
赤石脂	2	赤石脂禹余粮方 / 桃花汤	159/ 306、307
桔梗	2	三物小白散 / 桔梗汤	141/ 311
麻子仁	2	麻子仁丸 / 炙甘草汤	247/ 177
麦门冬	2	炙甘草汤 / 竹叶石膏汤	177/ 397
蜀漆	2	桂枝去芍药加蜀漆牡蛎龙骨救逆汤 / 牡蛎泽泻散	112/ 395
瓜蒌根	2	牡蛎泽泻散 / 柴胡桂枝干姜汤	395/ 147
葶苈子	2	牡蛎泽泻散 / 柴胡桂枝干姜汤	395/ 147
通草	2	当归四逆汤 / 当归四逆加吴茱萸生姜汤	351/ 352
葱白	2	白通加猪胆汁汤 / 白通汤	315/ 315
猪苓	2	五苓散 / 猪苓汤	71～74、141、156、 244、386/223、224、319
吴茱萸	2	吴茱萸汤 / 当归四逆加吴茱萸生姜汤	243、309、378/ 352
赤小豆	2	瓜蒂散 / 麻黄连翘赤小豆汤	166、355/ 262
巴豆	1	三物小白散	141
贝母	1	三物小白散	141
文蛤	1	文蛤散	141
猪肤	1	猪肤汤	310

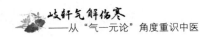
	频率（次）	方剂	条文
瓜蒂	1	瓜蒂散	166、355
胶饴	1	小建中汤	100、102
铅丹	1	柴胡加龙骨牡蛎汤	107
生地黄	1	炙甘草汤	177
清酒	1	炙甘草汤	177
滑石	1	猪苓汤	223、224、319
食蜜	1	蜜煎方	233
土瓜根	1	蜜煎方	233
连翘	1	麻黄连翘赤小豆汤	262
生梓白皮	1	麻黄连翘赤小豆汤	262
潦水	1	麻黄连翘赤小豆汤	262
瓜蒌实	1	小陷胸汤	138、141
代赭石	1	旋覆代赭汤	161
旋覆花	1	旋覆代赭汤	161
茵陈蒿	1	茵陈蒿汤	236、260
鸡子黄	1	黄连阿胶汤	303
苦酒	1	苦酒汤	312
薤白	1	四逆散	318
乌梅	1	乌梅丸	338
蜀椒	1	乌梅丸	338
升麻	1	麻黄升麻汤	357
葳蕤	1	麻黄升麻汤	357
天冬	1	麻黄升麻汤	357
白头翁	1	白头翁汤	371、373

	频率 （次）	方剂	条文
秦皮	1	白头翁汤	371、373
中裈	1	烧裈散	392
商陆根	1	牡蛎泽泻散	395
海藻	1	牡蛎泽泻散	395
竹叶	1	竹叶石膏汤	397
五味子	1	小青龙汤	40、41
法醋	1	蜜煎方	223
大戟	1	大陷胸汤	134～137、149
芫花	1	十枣汤	152
莞花	1	小青龙汤	40

☯附三　组织学员服食炙甘草过程的记录

经常吃肉食者体内会很重浊，通过吃素食，并练习心静，这样气就会显得比较清。若大家经过长时间吃素，身体已经相对清透许多，体内没有那么多浊气了，此时把炙甘草喝下去，注意观察自己脉象的前后变化。将来我们在使用其他药时，也要通过脉象的互比，甚至整体的互比来学习中药的功用。所以说某个地方用了一味药，这个地方就会发生变化，整体也会发生改变，在变化中一定会有一个最明显的地方，通过阴阳互比，我们马上就知道这味药集中作用在人体的什么地方，是如何运动的。

比如说，服药后张某左边的脉出现微急，紧张度偏高，可能是头部有寒气、风气，这时候正气抗邪的能量不够，喝点甘草能量一下就充足了，因此，认为甘草可以升左边的阳气，如果得到这种结果就是错误的，因为甘草补中后，正气充足，可直入病灶之地发挥正气抗邪的特性。我们过去尝服炙甘草的时候曾出现，吃完鹿角，左边的寸脉并没有上去，然后再喝点甘草，左边的脉一下就上去了，如果得到"甘草比鹿角升的力量还大"这种结果就是错误的。因为尝服后中气太虚了，没有足够的能量进行升降出入，先服鹿角补充能量，后服甘草，此时甘草恰位于可以使能量出入的点上。

所以说在分析的过程中，在描述记录的时候，首先要确定"体"的情况，气血虚实的情况，然后看三部九候在什么地方问题最突出，什么地方次之，继而看升降出入的整体情况，最后再做总结。

升降出入怎么用，在哪里有重大的虚实表现，在哪里有重大的失衡表现，在哪里有大的升降出入失衡状态，只要紧紧围绕这几点，通过每个人的描述，就可以大概知道尝服者的思维，以及是否能够对整个脉灵活运用，是不是已经把"脉"变成诊疗的工具。如果解决不了上述问题，后边的服食便没有意义。

大家对服药后的脉象变化都进行了描述，发现有一些问题需要注意。大家对于脉法的运用尚不够系统仔细，因为整个药物的服食过程就是要感受脉象的变化。但并不是单凭我们自己的感觉，就能够确定这个药的功效。比如说，气机往上运行，头会发胀；气机往下运行，头也会发胀。这是为什么呢？因为头部略受风寒，气机向外攻邪，头是胀的；气机往下降，头也会有紧缩的胀。所以说单凭自己的感觉，就会得出五花八门的结论。有尝服者说甘草是升左边的，有尝服者说是降右边的，也有尝服者说是往上发散的，等等，单凭自己的感觉描述，可以得出无数个结果。

但是通过大家的描述，发现了尝服炙甘草后有一个共同点，即使紧张度高的脉象变缓。所以说"见肝之病，当先实脾"，"甘以缓急"，甘味的药可以缓急。这一点，也就是我们最终的结果。所以一定要灵活运用岐轩脉法，融会贯通。

附四　岐轩脉法的学习模式

学习宗旨：由繁入简，由简入繁，然后再返璞归真。

在经过一系列心境上的沉淀以后，将脉象七要素为切入点落实在人体上，深入到脉象中，这是第一步由繁入简地将脉法的基本要素落实于人体，从而打开中医的诊疗大门。

在基本要素落实后，在体会"一"，即整体观念的前提下，再进行辨证论治，也就是"辨阴阳第一，阴阳互比第二"。《内经》指出，"阴阳者，天地之道也，万物之纲纪，变化之父母，生杀之本始，神明之府也，天地万物无不由之，故诊脉治病必法于阴阳"。又言："阴阳者，数之可十，推之可百，数之可千，推之可万，万之大，不可胜数，然其要一也。"人体是多层次、多角度的阴阳共同体，在学习脉法时，要逐步贯穿"守一元而法阴阳"的观念，然后完全熟悉并落实七要素。通过理论学习和实际操作将所感受到的脉象用七要素通过脉图表现出来，一步一步按部就班的落实，逐步将脉图分析成一篇说明文。在此过程中，要学习、分析人体气血本身的状态及升降出入、交合聚散的运行状态，结合人与自然和社会的关系，分析疾病的病因病机，为诊疗

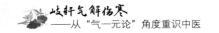

疾病做好准备。这是由简入繁的阶段，在此阶段通过脉法多层次、多角度地深入了解人体的生理、病理状态。

通过一段时间的脉法学习，在有了一定的脉法基础和中医的思维观念后，再进行临床跟诊和实际操作，总结经验，逐步将多个局部整合成一个有机的整体。临床上，我们要以平人脉象为基准，从正气与邪气的角度找出主要矛盾，分析主要问题，在形气神合一的基础上，以平为期，运用各种治疗方法以达到"阴平阳秘"的阴阳和合的理想状态。此为第三阶段的返璞归真。

在遵循"整体观念、辨证论治"，"天人合一"等中医思想的前提下，在"由简入繁、由繁入简、返璞归真"宗旨地指导下，结合中国传统文化的学习，将这种传统中医培训模式应用到现实教育中，培养中医的世界观和方法论，用源于生活的中医指导人们形成一种健康的生活方式。将中医完完全全地融入生活中去，培养出一批真正明白中医精髓、灵魂的后备力量。

在这两年里，经过"岐轩医学"体系培养出的学员，从他们的日常工作、生活和心得中可以看到，他们都发生了质的成长及蜕变。

传统中医的复兴需要一批中坚力量来创新和传承。首先，要使其拥有中医的世界观和方法论，即回归到中华民族的根上——传统文化。让医古文和四大经典的学习回到中医学子的课堂中，重视传统思想道德教育——仁、义、礼、智、信。其次，注意培养其中医的思维观念，使其融入中医的"仰观天文，俯察地理，远取诸物，近取诸身"的象思维模式中，并对药物性味归经、人体的经络走行、脏腑的联络沟通都有一个全面而整体的认识。最后，保持形气神合一，在"气一元论""守一元而法阴阳"的基础上，以"岐轩脉法"切入到中医精髓中去，开始中医的诊疗过

188

程，弘扬中医"治未病"的伟大理念，完成中医的伟大复兴，为人类健康事业开辟一条新的光明大道。

☯附五　学员培训学习心得节选

（一）学员王笠光心得节选

感悟一元

今天师父用了一天的时间讲"气一元论"，对于"气一元论"的重要性，从师十年，可谓日日熏习，并不断地深思。记得小儿子三四岁时，经常问一些我以前没有思考过的问题，比如，他会问："妈妈，我是从哪来的？"我说："你是我生的。"又问："那你是从哪来的？"我说："我是你姥姥生的。"还会接着问："姥姥是哪来的？姥姥的姥姥是哪来的？"有时还问："这石头是从哪来的？山是从哪来的？"等。那时，我刚从师学习中医，对气的认识还不深，对"气一元论"更不太理解。后来听慧律法师讲《楞严经》，书中提到"情与无情，同源种智"。法师讲得很精彩，也打了很多比喻，但那时就是不理解。直到 2010 年 10 月 1 日到石家庄参加了一次满一上师主持的关于空性的法会，才似乎明白为什么"情与无情，同源种智"，也才知道我小儿子问了那么多问题其实都是一个答案，那就是"气一元论"之理。2011 年我在岐轩山庄参加最后一次轮训班的学习，又听师父讲"气一元论"，讲"守一元，法阴阳"，才渐渐深刻地明白"一元"。至今天再次听师父讲"气一元论"，似乎真正的感悟了"气一元论"。

开始师父读了《岐轩医道》的自序。这篇文章，自拜师得此书册之日起，曾无数次拜读，甚至将它作为引领我习医修道的航标。每次读诵都会心情激动，思绪澎湃，自以为是达到共振的，但今天听师父自己读诵，却禁不住泪流满面，似乎走进了师父的意境，明白了师父的心境，也许这就是一元的感应吧。

中午练习诊脉时，我第一次在自主的控制下，按逻辑的思维方式慢慢地举按，真正地达到了"至虚无，守静笃，寂然不动，感而遂通"的状态。感觉自己的心似乎通过手潜入到了对方的脉中，一个层次，一个层次的，气机的流转是那么地清晰明了，似乎这个空间里只有脉中的气机在流转。这是十年来，即使在我状态很好，处方很精准时，也没有过这么清晰的感觉，这应该就是"一元之境"的体悟吧。

以上只是今天对"一元"的点滴体悟而已，其实真正的"一元"是值得用一生来参悟的，它是没有时空障碍的境界，即使言语道尽亦无法描述。欲参"一元"虚无之理，当常闻思无常之理。又当恬淡虚无，精神内守，方可体至道之真，感虚无之妙，悟一元之理。观物无物，执着何在？亲人、财产、名利、地位，无一是恒常之物。亿劫之前我在哪里，山河大地在哪里？亿劫之后世界又如何？无非一粒尘埃而已，而一粒尘埃又蕴含三千大千世界。所有的一切有形有象，无形无相，皆混然一气耳！

张老师评语：脉中天地感一元！

观　山

上午师父带我们看了一个和谐之处。远远看去，那座山包从凤山发出，并无太大的气势，但形状很特殊。从外向里看整个山包是菱形的，是由自然形成的山沟写的"正"字和一个倒"人"

字组成，而周围，尤其是其两侧的山脉，都成弧形向其靠拢，很像两只手捧着一块宝石，更像众星捧月一般。此山山势不峻，但却处处透着圆满和谐。

慢慢地走近这座山包，向外看左青龙，右白虎，前朱雀，后玄武，围成了一个大大的和谐的气场，尤其是前方的罩山是两尊卧佛，一近一远，遥相呼应，给你的感觉似在镜中，模糊不清。当我们走到菱字正中，实际上离前景更远，但给人的感觉却是更近了，连那么远的头枕火焰山的卧佛都觉得像被抱在怀里一样。站在这里突然有一种内外如一的感觉，更加让我明白什么是"得一"，什么是和谐，这种境界无法用语言描述，所表现出来的只能是陶醉，是愉悦。从山上下来，一路上，感觉自己仿佛回到了童年，竟然蹦蹦跳跳跑下来，浑身洋溢着一种久违了发自内心的快乐，但愿这种快乐永远不消失。

下午师父把大家带到右边龙山的山沟里，让我们自己寻找自己认为最和谐的地方。大家找好后师父来点评，通过师父的点评，突然发现其实每个人找的点都是自己心境的显现。

佛经有言：万法唯心现量。山河、大地、花草树木都是心所化现得。古人云：神机兆于动。神为心所主，人有什么样的心境，就有什么样的言语行为。一天的观山，不如说是观心。师父的心境已达到了和谐统一，也跳出了矛盾之外，所以无论在多么混乱的大山中都能找到那个和谐的统一点，并与之共振。其实诊脉看病也是一样，我们心中平人脉象的金标准、量尺在自身印证得越多，自己的心境离平人脉象越近，看病水平越高；否则自身处在矛盾中，则看到的全是矛盾，全是阴阳失衡。其实，不仅是诊脉看病，生活工作中的任何事物都和观山一样，你所做的选择、行事作为都是自己的心的显现，这就是"气一元论"。

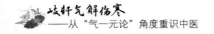
万法唯心造，修心最重要！

张老师评语：心物一元！

（二）学员仇善章心得节选

观五脏有感

"散者为气，聚者为形"，天地万物，无不由之，无不是一元之气的运动变化，人体亦是如此。人体作为一元之气，必具阴阳五行之理。

人体是多层次、多角度的阴阳共同体，禀五气而成。从五脏而言，五脏相互协调，和合如一，可视为"一"脏。五脏之气应之于人必有其形，其象与之相应。如心居于上，色赤而尖，跳动不息，散血气于周身，其气与火相应，而心尖向下，故心气应散中有降。肺居心上，质地松软，含心于下，如华盖，两肺相合，尖小底宽，如风水中之开八字，其气当肃降，为金之气。然肺主气，司呼吸，气为阳善动，故肺当降中有宣。肝居中，质脆易折，像木，肝受小肠泌别水谷之精，疏其善恶，择泄粗精，庚金之用，须由乙木和之，故肝之体五行属木。"脾长一尺掩太仓"，脾可分泌外消化液，能对具有五气之性的食物进行分解与利用，亦可释放内分泌液，对血液中的蛋白质、糖、脂肪进行合成代谢，其运化五气之能与土相合。肾居腰府，形如蚕豆，居人体深层，近柱骨，泌尿液于下，故有藏敛、主骨之性，亦有润下之能，与五行水相合。盖有其形必有其气，有其象必有其气，形气五脏，或形之五脏与气和，或功能之象与气和，均为五行之气在人体上的具体表现。

形之五脏，其形已成，亦必具五行之气，然其气各有偏颇，故其形各异。以气言之，五脏之中亦各具五脏，气小无内；天地四时，亦有五气运行，故天地亦有"五脏"，其大无外。以先天而论，阳生阴长，阳杀阴藏，故气之五脏当为其本，处方立法当以调气为主。以后天而言，"阳在外，阴之使，阴在内，阳之守也"，气之流转，必以形载之，故形之善损，不可不察。先后天合和如一，其混元一气才可不致偏废。

人身之中，形气合一；人身之气之五脏，小至组织细胞，大至器官人体，和合如一；人体与天地之气之五脏相合如一；多层次、多角度的气之五脏，和合如一。这是人体健康的基础。

人体形之五脏与有形之人体，虽具五行之气，但在形体上要独立、完整。气之相融，形之独善，亦是一阴一阳，亦要和合如太极。

居曦黄园有感

易水河畔，清西陵园。

云蒙山下，木屋几间。

石土铺路，渴饮山泉。

粗茶淡饭，舍弃安然。

岐轩学子，追梦聚缘。

为明医理，感圣通贤。

峻山美峰，势承高远。

外阴内阳，和合一元。

参学悟道，放下当前。

抛弃我执，回归先天。

成才出秀，撒爱人间。

祖先智慧，再起中原。

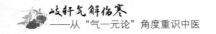

观经络有感

自学中医以来，对经络一直困惑不解。曾对其本质进行过学习研究，有言其电阻论，有言其体液代谢论，种种学说莫衷一是，不明其究竟，故而对经络腧穴的治疗方法的信心也是大打折扣。读了几遍《岐轩医道》后，对经络似乎有所感悟，听恩师讲了几遍后，理解了"气一元论"，更是每次都有豁然开朗、心中洞开之感，便对经络学说更深信不疑。

有"一元"则有阴阳，而经络是阴阳相感之路径，故有阴阳就会有经络。阴阳相感相应，必会有多种象与之相应，但皆非经络本质。正如两个相爱男女必会产生爱情，但爱情是什么，可以是鲜花，可以是巧克力，可以是海誓山盟，也可以是远方的思念，但这些都是爱情的表象，而不是爱情的本质。经络亦是如此，人身之经络因个人的身体条件不同而显现出不同的表象，但都不是经络的本质。

有阴阳则有经络，故经络也是其大无外，其小无内，无处不在。正如北京和上海也有经络在，它可以表现为铁路、高铁、公路，也可以是航线；两部手机之间也有经络，可以表现为通话、短信；一棵树也有经络，树冠与树根因经络存在而上下贯通，也可以表现在内部的各种纤维导管。同一事物的阴阳是多层次、多角度的，所以经络也因阴阳的不同层次而呈现多种存在，亦会有多种表象。以人体言之，有上下、左右、内外、前后之阴阳，有脏腑之阴阳等，总之，人体内阴阳无处不在，故经络在人体亦是无处不在。我们以纵行为经，横行者为络，经与络在人体内纵横交错而相融为一。

阴阳相感而化生人体之元气、元神、元精，贮存于经络之中，故经络为两精相搏之宅。人体经络无处不在，所以元神、元精、元气随经络而布散周身。人体经络虽不可得见，然必有象以应之，必有形以载之，故人体之损伤与否，必会影响经络之路径。故对经络的调整要形气神兼顾，不可偏废。

自此，再研习古圣之经络学说，感恩之，深信之。古圣立经络之象，以尽经络之意，引领后人以有形达无形，回归一元之大道。

张老师评语：立象以尽意！！！

反观自我

学习自省是这三个月来我学习的又一个重要收获。要得到肯定，先要学会否定。

三个月的学习，肯定地说是圆满的。回观自己的心路，其中也经历了很多坎坷。原打算过年要回家的，唯一放不下的就是母亲，因为母亲身体不好，能陪老人家过年的机会越来越少，这是我回家的唯一理由，所以即使买站票，我也应该回去。跟我同来学习的孩子们也有一些处于回与不回的摇摆之中，当我知道所有人都不打算回去时，我突然觉得，我的离开将破坏我们"一"的完整。我的心里产生了动摇，于是找了个信号好的地方，给母亲打了电话，试探母亲的口气，结果母亲告诉我"车票很难买，就别回去了"，我又给妻子打电话，告诉她不回去了，妻子一如既往地支持我。后来反观这个事情，觉得我之所以犹豫不决是因为心中无道。来曦黄园学习虽说是提升自己，但还有承扬先祖的责任，这是天道。我在行天命之事，若行的好，从"一元之气"来看，母亲也一定会好，再狭隘点来看这件事，长了本事，不也能更好地维护母亲吗！长天命，了阴命，

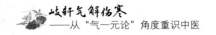

所以心中时刻要有道。

还有一件事让我难以释怀。来这以后，一直关注鹏飞和佳颖，总觉佳颖欠柔和之势，时常与鹏飞起争执，我想说说却又不好开口。终于有了一个机会。师父让我们整理《伤寒论》服药的文字资料时，佳颖想要将打好的文字提前进行作业整理，这本是学子积极求学的好事，但她过急，有不合一的感觉，于是我把她叫到教室外，说她不合一，她还没得一。结果让她郁闷了两三天。后来佳颖约我，说："仇老师，你不应该否定我。"明显是不服的势啊。我本是好意，但结果却非我所愿，不但没有达到目的，却适得其反，我心里也有好几天不舒服。没有坏孩子，只有不合格的老师。我虽有育人之愿，却还未得育人之法，将来如何与君济师兄一起弘扬岐轩医道？回想君济师兄的大哥在家里的教育办法，看到别人不对时，他从来不直接说，直到自己难受了，求教大哥时，大哥才点出不对之处，此法甚有效。所以育人之机也在求上，有求再应才是一。此事理虽明，却临事抛到九霄外。所以，育人之根本还在于不断地自我提升。

这三个月的学习中，还有一个值得反思的事情。学完《易医脉法》时，师父让我们做作业，结果连续两次没过关。回观自己时，发现自己心浮气躁，傲慢之心升了起来，不自觉中入了"出生入死"局。我赶快以打坐之法调伏心火，做第三次作业时没着急交，认真写了两天，直到自己满意了，才交给师父看。回观这个事情，发现自己"道心"不坚，沉不住气。师父说过，"定不住的人最终一定会听从定的住的人！"我终于找到了自己与君济师兄的差距。承传岐轩医道可不是开玩笑，如果自己常心浮气躁，不成了君济师兄的累赘了吗？如果再发生几次这种情况，自己是很难进步的。

总之，心中有道，守道是非常重要的。行住坐卧不离道，悟道、守道是医生需要做的事情，回去以后，仍要时常反省自己。

张老师评语：百日筑基育新人！中医才有希望！

百日筑基有感

百日筑基曦黄园，承传先祖救世愿，
以医衍道示妙法，相聚皆因俱善缘。
勤栽杏林来示现，岐轩学子漫无边，
我辈匹夫拳拳意，愿做大道铺路砖。

再感百日筑基

百日筑基育新人，恩师授吾句句真，
一朝学成明大道，脱胎换骨变真身。
入世证道传医理，自此后学步前尘，
心中牢记德愿行，代代传接岐轩神。

（三）学员张栋心得节选

领悟一元

以前对气"一元"的理解，现在反思来，真是粗犷而片面。之前只是就某一方面去认识，且只停留在物质性的最精微层次上，现在将所有的一切全部融会贯通起来，才深刻感悟到了"空"的无处不在，以及所有文字层面讲的东西。老子讲道，佛陀说空悟，孔子说"大同"，在领悟"气一元论"后，使我有了更加深层次的领悟，明白他们都是在不同层面的角度幻化"空""我"和"心"。在物质的基础上逐步丰富文明，同时也在

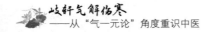

否定之否定中不断地证悟"空",纵观历史和整个人类的进化发展史,就是一部反复演绎"空"性的历史,不停地在反反复复的肯定与否定中丰富着对"空"的认识。

作为个人的修行,只在一个"行"字中。在生活、工作各层面,领悟、展现圆融和谐的"一"是"行"的一个层面。还有一种"行"就是做事,像君济师兄那样,跟随师父后面为中医事业做事,在其中得道。"行"亦为感应天时、地利、人和的"一",感应阴平阳秘,聚缘得道,此为大道。道和术相应相成,没有"行"的使命感,"行"的发心和"行道",是不可能领悟到相应高度的术的。这样的层次最好不要学,因为知道更高层次境界的学术,却达不到、学不通,会很纠结,高处不胜寒。行道得发心是一切领悟学习的必修课,找到这个发心了,坚定去做了,人的价值就体现了。天"我"合一了,就没有做不了的事,学不会的术。

张老师评语:又一次让我心震动的好文章!!!

(四)学员范鹏飞心得节选

明心宝鉴

《明心宝鉴》是一个书名,由明初的范立本辑集。这本书收录明以前诸家的格言警句,教人省察自己,立德为善,在此以《明心宝鉴》之意,来观近一个半月来的学习感受。

"明心"可以理解为明白自己的心,使自己的心光明。而"明"是日月共鸣,即是阴阳相合之理,亦是一元之理,"鉴"是镜子的意思,所以要想使心明就要不离一元之道、阴阳之理,故"守一元、法阴阳"即是明心之宝鉴。而古人讲"以文教化",也是以一元之道、阴阳五行之理来教而变化。为什么这么说呢？"文"在《易经》中讲"物相杂故曰文"，物相杂不外乎五行。《礼记》又说"五色成文"，而五色为青、赤、黄、白、黑，亦为五行。五行乃一元之气流转变化，聚则成形，散则为气，五行之气亦是一元，五行之理就是天地之理，正常的、好的道理，顺天道之理，自然之理。中医讲顺四时而养，即是要和一气流转、阴阳五行变化的规律，即"上古之人，其知道者，法于阴阳，和于术数……度百岁乃去，今时之人，以酒为浆，以妄为常……起居无节，故半百而衰也"。人顺天道四时而养，人正常了，天下就不乱了，这就是"修身、齐家、治国、平天下"，因为修身与平天下是一个道理，也正是所谓的"治大国如烹小鲜"。以上皆是一元之道、阴阳五行之理，而"岐轩文化"就是根于此理，故岐轩能有今天的发展并非偶然，且将来的发展亦是光明大路，只要岐轩人始终本着"守一元、法阴阳"去行去做，中医的崛起势不可挡。

而"以文化之"即是我们在曦黄园所要经历的过程，化掉我们的缺点，补全我们的不足，所以说中医的传承也是文化的传承。

从医道到脉法，无不体现一元之道、阴阳五行之理，像平时的站桩打坐，行走坐卧，种种这些，张老师可谓良苦用心，无不是"以文化之"，使我们不再以妄为常，逐渐趋向正常，使我们不管在哪里都可以传播中医、传播文化、"救含灵之疾厄"，不单单医治人的身体，还要使人向好的方向发展。

但在引导他人之前，要先修己身。即反观自己的内心，心里不要有是非，而要明是非。有是非则是"偏"，"偏"即是私，就会陷入阴阳矛盾之中，使阴阳不和，身心不健；而明是非则站在矛盾之外，就是正，即是"公"，则是站在"一元"的角度看问

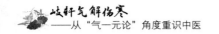

题，就不会出现偏漏，诊脉亦是如此。

所以说，张老师既教我们中医，又以文化我们，教我们做人，教我们怎样用一元之道、阴阳五行之理做人。人做明白了，医就明白了，道器也就成了，否则，知天知地不知人，又有何用。

每个人都生过病，都难受过，生病时多么希望有人能帮助自己解决痛苦，尤其是多方求医无果时。当听说某地方某大夫医术很高时，心里就会有一种希望，也会有一种忐忑的心情，希望这次能把病治好，但又怕再次失望，其实每个患者都想治病的，或是配合，或是怀疑，甚至会情绪激动，发脾气，但他们的目的就是希望把病治好。这时医生要以文化之，运用一元之道、阴阳五行之理，治好其身体的疾病，同时也要运用此道调其神、化其心，使其身心向好的方向发展。

虽然当好医生不容易，但岐轩的愿行是每个岐轩人所要肩负的责任，正如《医道》中所说，"虽知医道之难，亦不能弃之，睹亲朋之痛及众生苦如同身受，虽难于上青天，吾心意决，必穷毕生而求索之"。

医者，仁义之心，健康所系，性命相托。

张老师评语：火花之光明，同于太阳！！！

观曦黄园有感

"观"字由"又""见"组成，"又"是一次一次，很多次，如思之思之再思之，百思不得其解，鬼神通之，非鬼神也，精气使然也。曦黄园之境在心中一次一次不断呈现，并与我相融、共振，最终得其意，由心而感。

龟沉大海，任凭海浪滔天，我亦波澜不起。

龙踏祥云，虽然前路荆棘，难挡冲天之势。

凤鸣九天，看那太虚辽阔，任我振翅翱翔。

虎卧山林，随他云卷云舒，我心静如止水。

龙虎龟凤本为一，化作厚德载我岐轩千百年。

一首小小打油诗，抒心中之感，但自然之造化又岂是这贫词穷句所能描述，"阴阳者，天地之道，万物之纲纪，变化之父母，生杀之本始，神明之府也"。感叹古圣先贤之智慧，唯有效仿古人恬淡虚无，精神内守，去领悟自然之理。

（五）学员王毅博心得节选

通过四诊参自己

望形：形体瘦，木性人，常阳有余而阴不足。观面上宽下窄，整体气机出多入少。侧面额头较中下庭低，气机上不足。双眉棱骨处较高，气有余。膈处气血较多，欠流畅。眼部低陷，肉少，中气不足。双颊内收，气血不足。下巴宽，真阴真阳相对充实。耳小，先天肾气弱。鼻大而轮廓不明显，当肺阴不足。

望色：面色整体偏黄，脾胃不好。上下两庭皮肤不光滑，有痘痘，痘印暗而无光，气血运行不畅，肺主皮肤，肺的开泄功能较弱。面中间从上到下色红，当中焦有火。皮肤干燥，无光泽，乃肾中精气不充实。

闻声：平时说话声音低弱，没信心，中气不足；说话音调平，欠柔和，阴虚。脚步声低，发飘，无根，气机降不足。

问诊：饮水少，渴不欲饮，食后痰饮增多，脾胃虚弱。不喜食辣，食后头皮发痒，嘴易肿，肺气不宣，郁热。腹部肠鸣音明显，时胀，下焦有热，有郁滞。

脉象：双寸前伏下明显，右寸中上层紧张，弦敛。双脉整体尺高寸低，出势略明显，双脉浮，右脉浮粗于左脉，表层紧张度高，双关稍无力，右关濡缓。双尺中上层紧张度偏高，右脉气血运行至膈处流通不畅，膈处粗大而滑，双尺下浮，双关深层稍空。

脉象分析：气机出多入少，升多降少，但升至头颈部受阻，左右、内外气机有郁滞，影响沟通。阳气不振奋，肺热，弦敛不开，胸膈有郁，中气不足，下焦气机弦敛，腰腹不适。

四诊相参，基本信息一致。通过四诊把握，还可以互证、查缺补漏。虽切入点不同，但不离一气！

张老师评语：很好！

（六）学员陈小娟心得节选

观"观"

"观"是什么？从一开始张老师就让我们"观曦黄园，观山，观经络"，当时的自己还不明白观是什么，问仇老师，他说："观曦黄园就是把它整个缩小放在心上，用心去感知你感觉到了什么？"当时对观的理解就是静静地去感知。今天由于我们的脉图，还有讲义都太注重局部，用局部去看整体，就根不是整体，于是张老师又一次提出"观"，并教我们如何去观。观就是两瞳孔放大聚焦，模糊一切事物，似是看到了一切，又似什么也没有看见，用这种状态去摸脉，忽然感觉整个脉体很清晰，一摸整个起伏就都在眼前，这不是摸脉而是观脉。

今天再次真正思考何为观，如何观？我认为，观就是运用整体观念，用心去感知一个对象。例如观脉，前提是定住自己的心，把周围一切收入眼底，一切都存在眼中，一切又都不存在，只剩下手底下的脉，自己也是万物中的一点，一切都无，万物都随着脉的静而静，随着脉的动而动，这样才是客观的诊脉。当用心去感知一个事物时，那么心一定是相对静止的，只有静才能观察到动，所以要观一个事物，一定要练就强大的定力，守住自己的心。观，还要与万物融于一体，只有放下小我，没有执着，放下一切才能融于自然，这时只剩下自然与要观的对象，辨一阴一阳，一动一静，以静观动，以动观静。

总之，观就是定住自己的心，运用整体观念使自己与周围的一切相融，去感知要观的那个一。

张老师评语：明观即悟！